Friedrich P. Graf

Homöopathie

für Hebammen und Geburtshelfer

6. Teil

Repertorium und Hausapotheke

5. überarbeitete Auflage 1998

ELWIN STAUDE VERLAG HANNOVER

Satz: typotime, Groß Düngen
Druck: B & W Druckservice, Groß Düngen
ISBN 3-87777-085-1

Inhaltsverzeichnis

Vorwort
6. Teil

Zum 6. Heft möchte ich einige Grundüberlegungen vorwegnehmen: Die Homöopathie ist in unserer offiziellen Medizin nicht verankert, hat keinen Platz an der Universität. Mit viel Einsatz wird versucht, dieses Ziel zu erreichen. Darunter leidet nicht selten die Idee dieser Art zu heilen. Es werden Anpassungen, Übereinstimmungen, klare „wissenschaftliche" (?) Aussagen gesucht und gern übersehen, daß die Homöopathie streng individuell orientiert ist und sich von ihrem Selbstverständnis her gegen die Grundlagen der „Schulmedizin" richtet. Vor allem ist die Homöopathie genauso wenig wertfrei wie die Schulmedizin. Im Rahmen homöopathischer Heilung ändert sich Bewußtsein, und der Mensch fängt an zu handeln (Selbstheilung). Krankheit – so las ich einmal in einem Aufsatz – macht unfrei und folglich führt Selbstheilung zur Freiheit! Welch eine soziale Brisanz. Zunächst weniger deutlich für Mitteleuropäer, um so direkter erfahrbar in der Dritten Welt, zum Beispiel in Lateinamerika, wo Medizin (durch Armutsverhältnisse bedingt) ein Machtmittel darstellt, das durch preiswerte Homöopathie seiner Macht enthoben werden kann, wenn Homöopathie heilt. Ähnliches erleben wir in Deutschland, wenn Hebammen homöopathische Empfehlungen, z.B. zur Behandlung einer Mastitis, geben: Aufgrund der Erfolge dieser homöopathischen Mittel hören z.B. die Verordnungen von Pravidel® und Antibiotika auf. Auch hier verliert jemand, bzw. etwas, Macht und Einfluß, weil er/es überflüssig geworden ist. Da werden Hebammen zum Gesundheitsamt zitiert, weil ihre Empfehlungen in das Arbeitsgebiet von Kinderärzten eingreifen, wenn es darum geht, Fieber zu unterstützen (anstatt es nur zu dämpfen) und es eben keiner Antibiotika mehr bedarf, wenn das Fieber mit dem gut gewählten homöopathischen Einzelmittel heilt. Und so ließe sich diese Reihe fortsetzen aus Berichten, die mir im Rahmen der Seminare mit Hebammen ständig zu Ohren kommen. Da wird deutlich, daß unsere Zeit noch nicht reif ist für die Hahnemannschen Ideen und Entwicklungen. Viel Arbeit liegt hier noch vor uns!

Um so unverständlicher ist die Art, wie Homöopathen untereinander oder miteinander umgehen: Alle versuchen, mit der Ähnlichkeitsregel zu heilen. Vom Grundprinzip der Individualisierung wissen wir alle: Homöopathische Behandlung soll frei machen. Jeder Behandler nimmt sich seine eigene Freiheit im Denken und Handeln. Ob wir Hahnemann dabei genau nachmachen – wie er es wörtlich fordert – oder aber auch gelegentlich etwas abweichen, ist an sich nicht zu verurteilen. Was dann entscheidend wird, ist das Maß menschlicher Nähe, Anteilnahme, Akzeptanz und Toleranz: daß jemand seinen eigenen, frei gewählten Weg er-

kennt und gehen kann und daß man ihm dieses ermöglicht. Weil nur wenige die „Geistheilung“ beherrschen, brauchen wir so sehr die „geistartige Arznei“. Denn in jedem Fall ist es unser vordringlichstes Ziel, direkt an die Aktivierung der Lebenskraft heranzukommen: jeder mit seinen Mitteln und so gut er kann! Mit dieser Art von Freiheit umzugehen, fällt selbst Homöopathen schwer: schnell muß das Dogma, das Hahnemannische her, und Streit, Neid und Mißgunst breiten sich aus. Daher meine persönliche Empfehlung: Halten Sie sich vor Augen, daß die Homöopathie mit „Freiheit“ umgeht und daß Sie diese annehmen und auch bewirken können. Bezüglich der Arzneifindung fassen Sie vornehmlich die Gründe der Lebenskraftverstimmung ins Auge und suchen Sie die dazu ähnliche Arznei. Erlauben Sie sich die innere Freiheit, Ihren eigenen Weg zur Arznei zu finden. Lassen Sie keine starren Anwendungsvorschriften zu, erhalten Sie sich die Möglichkeit, mit allen Arzneipotenzen zu arbeiten, immer orientiert an den Reaktionsmöglichkeiten Ihrer Patienten. Mit wenigen Rücksichtnahmen (Thema 2. Verordnung) gelingen Ihnen rasch und häufiger die eindrucksvollsten Behandlungen, wenn Sie sich den Respekt vor dem Leben erhalten und in Geduld üben.
Das vorliegende Heft soll Ihnen bei Ihren Entscheidungsmöglichkeiten weiterhelfen.

Dr. med. F. P. Graf

Einleitung

Liebe Hebammen und Geburtshelfer!

Ich glaube, es ist nun sinnvoll, ein Heft allein zur Übersicht zu gestalten. Anstelle von Inhaltsangaben wählen Homöopathen die Nachschlagemöglichkeit mit Hilfe eines Repertoriums. Bekannt sind die zwei größten Werke (siehe Literaturverzeichnis) von „James T. Kent" (Kent Repertorium, 3 Bände) und „Barthel – Klunker" (Synthetisches Repertorium). Insbesondere aus diesen beiden Werken wurden alle Angaben entnommen, die zu den Themen Gynäkologie/Geburtshilfe und Kinder zu finden waren. Diese „Rubriken" sind teilweise ergänzt durch die Hinweise von Boerike, Phatak, Knerr, Imhäuser (siehe Literaturverzeichnis) und durch eigene Erfahrungen. Bekannt sind die Wertigkeiten der Symptome 1-, 2-, 3-wertig) bezüglich Häufigkeit und Intensität. Alle Angaben sind niemals als absolut und einzig anzusehen, sondern immer relativ und als ein zu erwägendes Arzneiangebot zu betrachten. Insbesondere bei Rubriken, die Arzneien unter einer klinischen Diagnose (wie z.B. Masern, Plazentaretention etc.) aufführen, ist große Vorsicht angebracht. Niemals sollte die Diagnose direkt zu einer homöopathischen Arznei führen. Vom Anfang der Seminare und Begleithefte an habe ich den Schwerpunkt auf die Einzelarzneibetrachtung gelegt. Ausgehend von einem dabei allmählich erworbenen Überblick sollte es möglich werden, konkrete Arzneiangaben selbst in „klinischen" Rubriken auf ihre Ähnlichkeit hin zu prüfen, zu bestätigen oder zu verwerfen. So sehe ich eher Nutzen als Gefahren, wenn Arzneirubriken zu vielen klinischen Problemsituationen genannt werden. Es wird auf Arzneien hingewiesen, die in der Praxis häufig zur Anwendung kommen, klinische Erfahrungen werden somit weitergegeben. In vielen Angaben habe ich von Wertigkeiten jenseits von einwertig Abstand nehmen müssen, weil die Erfahrungen oft noch keine genauere Bewertung zuließen. Hier kann im Laufe der Jahre ständig ergänzt werden. Für Kritik sowie auch Erweiterungen zu dieser Zusammenstellung bin ich sehr dankbar. Solche Arbeiten sind permanent unvollständig. Gewählt habe ich nun folgende Aufteilung: Einige Angaben zur Gynäkologie, weil selbst unter der Geburt Hinweise aus der Vorgeschichte richtungsweisend sein können. Dann die großen Abschnitte Schwangerschaft – Geburt – Wochenbett – Stillen – Neugeborenes. Die Seminare in bisheriger Form fanden erfreulich gute Resonanz. Ich war insbesondere überrascht, daß von Hebammen weitergehende Seminare über die Kindesentwicklung gewünscht wurden. Dieses Interesse läßt auf häusliche Nachsorgetätigkeit schließen, in der die Hebamme zur Familienberaterin wird und häufig zu Problemen weiterer

Kinder der Hausgemeinschaft befragt wird. Oft bleibt der gute Kontakt noch lange nach der Geburt erhalten, was noch Monate später zu Beratungen über Entwicklungsstörungen der Kinder führen kann. Andererseits sind viele Hebammen selbst Mütter und wünschen sich mehr Sicherheit im Umgang mit homöopathischen Arzneien zur Behandlung ihrer eigenen Kinder (und Familie). Daher ergänze ich das kleine Repertorium mit Angaben zu den Kindern und deren
a) physischer und
b) psychischer Entwicklung.
Eine Hausapotheke, wie ich sie den Patienten meiner letzten Praxis in Müllheim/Baden ausgehändigt habe, ist beigefügt. Hier gibt es schnelle Hilfe als Ersthilfe. Aber bedenken Sie auch hier, daß in vielen Fällen körperlich-organischer Erkrankungen die angegebenen Empfehlungen zunächst organotrope Ähnlichkeitsbeziehungen aufweisen. Entscheidende Fortschritte in der Heilung werden am ehesten gelingen, wenn Sie sich die Freiheit nehmen zu prüfen, wodurch die Lebenskraft geschwächt wurde. Die oberflächliche Ersthilfe kann auch einmal eine Unterdrükkung bedeuten, insbesondere bezüglich der Empfehlungen zur Behandlung von Hauterkrankungen (Soor, Herpes).

I. Arzneiteil

94. Agaricus muscarius

Der Fliegenpilz, auf der ganzen Welt verbreitet, erregt den N. vagus (Muscarin!); galt in den Nordländern als Rauschmittel, um Kräfte im Kampf und gegen die Kälte (Sibirien) zu stärken.

Erscheinungsbild:

Im Eindruck nervös, erregt, zittrig und unruhig mit örtlichen Muskelzukkungen, Grimassen und nervösen Tics (z.B. im Gesicht), ungeschickt und fahrig, hitzige Rötung von Gesicht, fleckig (durch Erregung und Alkohol) an Hals und Ohren, wir erfahren von Schwäche und Müdigkeit, geistiger Benommenheit und Verstandesverwirrung. Dahinter steht eine willensschwache, unsichere, abhängige und schutzbedürftige Persönlichkeit, die mehr (geistig) leisten soll als sie kann und sich (erwartungsgemäß) angestrengt bemüht. In diesem Spannungszustand verliert sie jede Lebensfreude, fühlt sich krank, obgleich sie abends ungewöhnliche und fast euphorische Leistungen erbringt. Morgens ist sie jedoch lustlos, müde und träge. Sie hängt an schwarzen Gedanken, fürchtet intensiv eine Krebserkrankung, ohne diese Angst zu benennen.

Leitsymptome:

- Folge von geistiger Überarbeitung/Anstrengung
- Folge von Erregung (besonders sexuell), Tadel, Wut oder Alkohol
- veränderliche Zustände, Wechsel von körperlichen und emotionalen Zuständen
- Hautstellen rot, Jucken und Brennen wie von Erfrierung
- Empfindung wie Eis auf der Haut
- Empfindung wie von kalten oder heißen Nadeln
- Zucken und Zittern von einzelnen Muskeln (hört im Schlaf auf)
- Angst vor Krebs
- Verlangen nach Eiern und Salz

Modalitäten:

< durch Kälte und Reizmittel (Alkohol, Tabak), morgens, nach Geschlechtsverkehr

> Wärme und Schlaf, abends

Anwendung:

Agar-Frauen sind lieb und nett, aber unsicher über sich selbst; denn sie haben Erlebnisse, daß man sie in der Vergangenheit für dumm oder unfähig hielt. Dies behindert sie bei jeder neuen Unternehmung (Lernen, Sexualität, Arbeitswechsel) und fordert ihnen hohe Energie ab. Von daher sind sie treu in der Ehe (weil hilflos), aggressionslos und unterdrückbar. Es fesselt sie die Idee von Krebserkrankung.

Gynäkologie:

< nach Coitus: hysterische Ohnmacht, Muskelzuckungen
< während der Menses allgemein!
- abwärtsdrängender Unterleibsschmerz (Uterussenkung)
- Fluor: scharf und wundmachend, so daß das Gehen schmerzt
- genitaler Juckreiz mit sexuellem Verlangen
- Brustwarzen: rot, jucken und brennen (Kälteeinfluß?)
- hypochondrische Krebsangst

Schwangerschaft:

- nervöses Zittern und Schwäche der unteren Extremitäten
- Verdauungsbeschwerden (intensiver Stuhldrang mit Kopfschmerzen
  > durch Stuhlabgang)
- viel Hunger ohne Eßverlangen!

Wochenbett und Stillen:

< nach Entbindung allgemein (Verantwortung!)
- Konvulsionen nach unterdrückter Milch
- wunde, rote, juckende Brustwarzen

Säuglinge/Kinder:

- Koordinationsstörung (evtl. Alkohol- oder Tabakschäden)
- Entwicklungshemmung (Laufen und Sprechen spät)
- sensibel und weinerlich, geistig dumm (besonders morgens) (Gefahr, sich über sie lustig zu machen), frösteln, abends oft euphorisch aufgedreht! Hyperkinetisch!
- Grimmassieren, Gesichtszuckungen, nervöse Tics, Krämpfe
- Folge von Tadel/Bestrafung oder Schreck
- Bettnässen (überfordert)
- Wachstumsschmerzen am Schienbein
- Lernschwäche/Gedächtnisschwäche/Leseschwäche/Schwäche für Rechtschreibung typisch!
- albernes Verhalten

Wo noch?

Frostbeulen

95. Conium maculatum

gefleckter Schierling
Fam. Umbelliferae (Doldengewächse)

Eine heimische Pflanze, verwechselbar mit Kümmel oder Hundspetersilie (Aethusa cynapium), mit nikotinähnlicher Wirkung auf das vegetative Nervensystem, bewirkt aufsteigende Lähmungen. Im alten Griechenland zur Hinrichtung politischer Verbrecher verwendet. Platon beschreibt detailliert den Tod von Sokrates nach Genuß des Schierlingsbechers. Wirkungen auf die Drüsen.

Erscheinungsbild:

Dieses ist gezeichnet von chronisch fortschreitender Schwäche bis zur Lähmung (typisch: untere Gliederschwäche/Lähmungen aufsteigend), Lidsenkung, Verstopfung;
emotional: Gleichgültigkeit, Willensverlust
geistig: vergeßlich (besonders für Daten) und trivial
und/oder Verhärtungen, insbesondere von Drüsen (Tränendrüse, Pankreas, Brust, Ovar). Auslöser sind erschöpfende, lange Krankheiten, Flüssigkeitsverluste, sexuelle Extreme, Schlafentzug oder Verlust des einzigen Lebenspartners. Typische Begleitbeschwerden sind Schwindel (< im Liegen (!), bei Augen-/Kopfbewegungen) und hartnäckiger nervöser Husten („wie von wunder Stelle im Hals"). Sie wirken matt und starr, wie vorzeitig gealtert, oft übergewichtig träge, oberflächlich und frostig. Das Leben geht zunehmend an ihnen vorbei und das berührt sie kaum, unterbrochen von Phasen chronischer Unzufriedenheit und Verzweiflung.

Leitsymptome:

- Organverhärtungen mit stechenden Schmerzen
- Schwäche morgens im Bett, morgens müder als abends
- langsam entwickelnde Lähmungen von unten nach oben!
- Schweißbildung, sobald sie nur die Augen schließt
- Schwindel, als ob das Bett und die Gegenstände im Zimmer sich im Kreise drehen
- Drüsen verhärten nach Prellung/Quetschung, chronisch!
- Streitsüchtigkeit wechselt mit stiller Depression
- Geistesverwirrung nach Schlaf
- Schwäche beim Lesen

- Überempfindlichkeit auf Licht und Geräusche
- Träume: von Feinden verfolgt werden

Modalitäten:

< beim Hinlegen, nachts, Kälte, im Winter
> vom gehen
unverträglich: Alkohol

Anwendung:

Für chronische Atrophien mit Verhärtungstendenz nach physischer (Prellung) oder psychischer (Partnerverlust) Verletzung. Diabetesneigung (Pankreasschwäche!)

- Verhärtungen von Cervix/Uterus (Myome), Ovarien (derbe Cysten) und Brust (Knoten)
- Menses: zu spät, spärlich, leicht unterdrückbar durch Kälte (z.B. Hände im kalten Wasser)
- praemenstruelles Syndrom: Brustschwellungen und Brustschmerzen vor Menses < bei jedem Schritt!
- Milchfluß nach dem Abstillen

< vor Menses: Unruhe und Hysterie
< während Menses: Traurigkeit

Schwangerschaft:

- Abneigung gegen gute Freunde
- hartnäckiger Husten, andauernd, kurz und trocken < im Liegen! Muß sich aufsetzen!
- derbe Brustknoten nach Verletzung (nach bellis per.)

Kinder:

- Zwergwuchs, Muskelschwäche, Schielneigung, geistig frühreif
- sucht Einsamkeit und will dennoch jemanden in der Nähe!
- wird blaß bei Wutanfällen!
- harte Lymphknoten nach Verletzungen
- Schwindel bei Abwärtsbewegungen
- Impfschäden (Lähmungen, Gewebeverhärtungen, Schwäche)

96. Lilium tigrinum

die Tigerlilie, Fam. Liliaceae (Liliengewächse), in Ostasien heimisch phytotherapeutisch (seit 1867 bekannt) verwendet bei gesteigertem Geschlechtstrieb und bei kombinierten Beschwerden von Herz und Uterus/Unterbauchleiden. Nachts duftet die Blüte!

Erscheinungsbild:

Leitend ist der gelebte Widerspruch zwischen verstärktem sexuellen Trieb („der Tiger") und der bremsenden Moral („die Lilie" – das Keuschheitssymbol). Diese Frau erlebt pulsierende und hitzige Empfindungen, Tachycardieanfälle (besonders im Bett mit Gefühl, das Herz wie im Schraubstock), Herzschmerzen (aus dem Schlaf heraus), wird unberechenbar bis hysterisch – wild bei Kleinigkeiten und Ohnmacht in warmen Räumen. Sie quält sich mit Angst um ihr Seelenheil („habe ein verrücktes Gefühl im Kopf") und je mehr sie sich anstrengt, vernünftig zu sein, um so unvernünftiger wird sie („fühlt sich wie in einem verrückten Traum").

Leitsymptome:

- Wechsel von Gemüts- und Körpersymptomen
- Gefühl von Völle in den Blutgefäßen
- Schmerzen an kleinen umschriebenen Stellen (schnell da und schnell abgeklungen)
- Eile und Unruhe, will vieles zugleich tun!
- Wahnidee: müsse für ihre und die Sünden der Familie büßen!
- Herzschmerzen (wie gepackt/gequetscht und kann sich nicht strekken!)
- häufiger und heftiger Harndrang, dem sofort nachgegeben werden muß (sonst Bauch- oder Brustbeschwerden)
- Herzschmerzen bei Uterusprolapsneigung (wie in einen nach unten verjüngenden Trichter)

Modalitäten:

< nachts, in der Wärme, unter vielen Menschen
< Trost! linke Seite!
> im Freien/in Frischluft, Ablenkung, links liegen
– Verlangen nach Fleisch, durstig!

Anwendung:

Für lebhafte, reizbare Frauen, die qualvoll Gefühlswallungen mit schlechtem Gewissen verbindend erleben („verstopfte Sexualität")

- muß sich ablenken, um nicht an Sexualität zu denken, nächtlicher Orgasmus
- Ovarienschwellung links mit scharfen Schmerzen, die in die Oberschenkel ausstrahlen
- Uterus empfindlich (besonders auf Erschütterung), Kongestion – Myome – Verlagerung
- Prolaps. uteri: muß sitzen und mit Hand aufhalten
- Menses: fließt nur beim Gehen! Früh – schwach – klumpig – übelriechend/wundmachend
- Dysmenorrhoe bei Uterusverlagerung, wehenartig < während Menses
- Fluor braun-gelb, scharf und übelriechend (Trichomonaden!)
- Vagina: wollüstiges Jucken
- After- und Blasenkrämpfe

Schwangerschaft:

- Erbrechen und Übelkeit
- Herzklopfen!

Geburt:

- ständiger Druck auf Blase und Rektum

Wochenbett:

- Rückbildungsschwäche, erholt sich nur langsam
- Lochien zu lange und reizend
- prolabierte Hämorrhoiden
- Depression

hergestellt aus Phosphorsäure und Pottasche, Zellsalz mit Pufferfunktion, Dünger

Erscheinungsbild:

Für Frauen, die durch Kummer, dauernde Sorgen, sexuelle Exzesse, Stillen, durch Kinder (und deren vitalem Selbstverständnis) ausgelaugt werden und wie selbstverständlich ihre Kraft und Energie geben. In ihrer Selbstlosigkeit erschöpfen sie, sind tags ständig müde, klagen über Schwindel, Schweiße und unkontrollierbare Eßstörungen mit Durst und heftigem Süßverlangen. Nachts hingegen leiden sie unter schrecklichen Alpträumen mit grausigen, gewalttätigen Themen, sehen Totenmasken, stürzen im Traum in die Tiefe oder morden. Sie erwachen häufig erschreckt. Es ist, als wenn sie selbst an ihrem Zustand nichts ändern könnten (was ihnen erst nach erfolgreicher Reaktion auf K. phos bewußt wird), werden zunehmend depressiver und entwickeln Abscheu vor dem Leben! Alles als Folge absoluter Hingabe für die Familie!

Leitsymptome:

- Folge von geistiger/seelischer Erschöpfung
- Folge von Verlust an Säften
- Schweiße bei leichtester Anstrengung
- einseitige Symptome (Neuralgien, Lähmungen, Mandel-Schwellung)
- Schreckhaftigkeit, nachts schreckhaftes Erwachen
- Träume von Totenmasken, schreckliche Träume
- Absonderungen intensiv gelbfarben, Zunge wie mit Senf bestrichen
- Durchfall, während des (Abend-)Essens
- nervöse Unruhe, unruhige Beine (abends im Bett)

Modalitäten:

> allein, in Ruhe gelassen, Wärme
< Kälte, abends, Aufregung
< jede Anstrengung, während der Menses (reizbar und ruhelos!)
– Verlangen nach Süßigkeiten und viel kaltem Wasser

Anwendung:

Häufig für Mütter, auf deren „Nerven herumgetrampelt“ wird, insbesondere, wenn viel gestillt wurde (Zwillinge). Sie sind wie ohne Gegenwehr und scheinbar unbegrenzt belastbar. Es ist ihnen nicht bewußt!

Gynäkologie:
- relative Harninkontinenz, Uterusdeszensus
- Menses: spät – spärlich – schwärzlich und übelriechend
- Fluor: übelriechend und gelb
- Ovarialgie links

Schwangerschaft:
- Abortneigung
- Uterus berührungsempfindlich, schmerzt
- Übelkeit morgens, Erbrechen nach dem Essen
- chronisch erkältet (< Kälte!)
- Oberkörperschweiße (besonders nachts)
- Wehentätigkeit bei voller Blase

Geburt:
- schwache, wirkungslose Wehen, keine Kraftreserven

Wochenbett:
- geisteskrank
- septisches Fieber

Später:
- Erschöpfung durch langes Stillen!
  (Schlafstörungen, übernervös, bei Kleinigkeiten auffahrend, Freßphasen, Haarausfall, Auseinandersetzungen mit dem Thema Tod, kennt keine eigenen Wünsche)

Kinder:
- Schlafstörungen mit schreckhaftem Erwachen, überempfindlich, unruhig, nervös
- plötzliche Erregungszustände

Weitere gynäkologisch und pädiatrisch bedeutsame Arzneien

98. Kalium bromatum

- Folge von Kummer
- mit *Schlaflosigkeit* und Unruhe der *Hände* (muß sie ständig bewegen [Haus- und Handarbeit])

> wenn beschäftigt,

- Wahnidee von Verfolgung und Bestrafung, von moralischer Schuld
- (nicht verdauungsbedingter) nächtlicher „Terror" von Kindern mit Hochschrecken, Handunruhe!

99. Kalium bichromicum

*Schleimhaut*erkrankungen mit gelb-zäher, klumpiger oder strähniger, reichlicher Absonderung (Sinusitis, Fluor) mit Geschwürbildungsneigung. Erkältlich, „habe keine seelischen Probleme", übellaunig, wenn krank.

100. Kalium sulfuricum

(K_2SO_4). Eine homöopathisch ungeprüfte Arznei, bekannt als Schüssler-Salz, Erfahrungen aus der Anwendung bei Kranken und aus der Kombination der Arzneibilder von Kalium carbonicum und Sulfur.

Erscheinungsbild:

Eigenwillige, ungeduldige, wechselhafte (psychisch, auch physisch – zwischen Kältegefühlen und Hitzewallungen schwankend), selbstbewußte Persönlichkeiten, die über chronische Verschleimungsprobleme (Nase, Ohren, Nebenhöhlen, Bronchien, Darm, Genitale) und Hauterkrankungen (Herpes, Ekzeme, Pusteln/Akne, Geschwüre mit Brennen, Stechen und gelb-grünlichen Absonderungen) klagen. Sie drängen ins Freie und müssen sich ständig bewegen, eine klassisch sykotisch-tuberkulinische Arznei.

Leitsymptome:

- Eigensinnigkeit und Freiheitsverlangen ausgeprägt
- Abneigung gegen Trost und Kritik
- Empfindlichkeit für Berührung und Lärm, leichtes Aufschrecken und Auffahren, auch aus dem Schlaf, Erwachen 4-5 Uhr
- Schweregefühl im Körper
- Schwellungsneigung
- wandernde rheumatische Gelenkschmerzen
- Folge von Überhitzung, von unterdrückten Hautausschlägen
- wiederkehrendes Bronchialrasseln, Asthma bronchiale
- Absonderungen gelb, gelb-grün, schleimig, Zunge gelb belegt, besonders im hinteren Drittel
- intensiver Durst, Verlangen nach kalten Getränken und kalten Speisen, Verlangen nach süß und sauer

Modalitäten:

- hitzig, alles gebessert in der Frischluft und bei Bewegung

< in der Ruhe, in der Wärme, nachts und morgens

Anwendung:

Häufig nach Tuberkulinum oder Pulsatilla bei Rheuma, chronischer Bronchitis, Sinusitis, Psoriasis oder Akne, bei Partnerschaftsstörungen.

Gynäkologie:

Freiheitsliebende Frauen, Autodidakten, mit Erfahrungen von schweren Ablösungsdramen in der Pubertät, die sich schwer in Partnerschaften einfügen, da sie dominieren müssen. Sie wünschen sich eine eigene Familie, eine gleichberechtigte Partnerschaft und Freiraum für Aktivitaten außerhalb der Familie.

- Abneigung gegen Berührung Umarmung und Geschlechtsverkehr
- schnell genital wund, gelber Fluor
- Zustand nach Gonorrhoe und/oder Chlamydieninfektion
- Schweregetühl und Senkung der Gebärmutter
- alles < während der Menses
- vor der Menses: Brustspannen, Ödeme, Gewichtszunahme
- Zustand nach Abort/Interruptio

Schwangerschaft:

- Schlafstörungen, erwachen 2/3 -5 Uhr durch:

verstopfte Nase, Gelenkschmerzen rheumatisch, Rückenschmerzen („wie abbrechen"), eingeschlafene Arme und taub.
- Gelenkbeschwerden in Ruhe (große Gelenke wie Knie, Hüften, Schultern, Ellbogengelenke)
- Träume von sexuellem Mißbrauch –> in der Kindheit (zu kali-s.)
- Nasennebenhöhlenentzündungen
  (Konflikt: Beruf, Leben auswärts gegen Bindung und Abhängigkeit von eigener Familie und Versorgung)
- weinen, oft aus Wut, Abneigung, Trost
- gelber Fluor, Cervixpolyp

Geburt:
- protrahierte Geburt, Selbstkontrolle!
- eigensinnig, stur, weiß was sie will
- will sich bewegen, will selbst entscheiden
- hitzig und intensives Schwitzen
- Angst in stickig-engen und warmen Räumen.

Säugling:
- gelber Milchschorf
- gelb schmierende Augenlidentzündung, besonders frühmorgens verklebte Augen
- schnell Rasselhusten

Kinder:
- chronischer Tubenkatarrh mit Schwerhörigkeit, Rachenmandelanschwellung, ständiger gelber Nasenfluß, Mundatmung, Schnarchen, Sprachentwicklungsstörung bei Hörverminderung
- nach Überhitzung oder Wetterüberwärmung sofort Rasselbronchitis
- Pubertätsmittel (Spannung zwischen moralischer Familienanbindung und eigenen Wünschen und Wegen)

101. Agnus castus

(Mönchspfeffer)
- hormoneller Erschöpfungszustand nach sexueller Überreizung
- nach der Geburt: pralle, schmerzhafte Brüste, aber keine Milch (Zeit des Milcheinschusses)
- zu schnelles Versiegen der Milch bei Frauen, die vor der Schwangerschaft sich sexuell überfordert haben, Milchversiegen mit Depression!

102. Moschus

(Duftstoff vom Bisam)

- für hysterische Frauen, die bei geringster Kleinigkeit in Ohnmacht fallen.

< Kälte, Erregung

- hypochondrische Angstzustände „ich werde sterben", schreit sich bewußtlos
- Hitzegefühl genital und erregendes Kitzeln
- hastig, eilig, streitsüchtig, närrisch
- Übelkeit und Erbrechen: < nach Koitus, sobald sie Speisen sieht

103. Valeriana

(Baldrian = Beruhigungsmittel)

- hysterische Überempfindlichkeit
- Übelkeit und Brechneigung mit Fadengefühl im Hals („als ob Faden in den Hals herunterhinge")

< während Menses, in der Schwangerschaft

- Sodbrennen und Hochbringen von ranziger Flüssigkeit bis kurz vor den Mund

104. Murex purpurea

(Purpurschnecke) „Gastropode"

- Symptomenähnlichkeit mit Sepia, aber: genital überempfindlich, heftige sexuelle Erregung
- Empfindung: als ob die Geschlechtsorgane lose oder zerbrechlich sind, mit Unsicherheitsgefühl beim Gehen
- fühlt, daß sie einen Uterus hat!
- häufiger Harndrang, besonders nachts
- Uterusprolaps mit Atembeklemmung
- Schmerzen diagonal vom Ovar zur Brust
- Menses alle 14 Tage mit großen Klumpen und über 10 Tage anhaltend

105. Cyclamen europäum

(Alpenveilchen, Primelgewächs)

- für blasse anämische Frauen
- leicht beleidigt
- die „kalte Pulsatilla“
- Folge von Kummer, zieht sich zurück
- Gewissensbisse, tadelt sich selbst!
- Menses: zu stark, schwarz, fließt nur nachts im Liegen und wird leicht unterdrückt durch Anstrengungen
- Dysmenorrhoe mit Migräne und Sehstörungen
- Gefühl von etwas Lebendigem im Abdomen (Überempfindlichkeit!)
- Schluckauf in der Schwangerschaft
- überempfindlicher Hals bei geringstem Essen – mit Ekel!
- nach der Geburt: kolikartige, abwärtsdrängende Schmerzen, bis etwas Blut abgeht.

> wenn allein, bei Wärme, wenn sie weinen kann

106. Ambra grisea

(Amber, Ausscheidung des Pottwals)

- nervöse Erschöpfung, Folge von Überarbeitung
- geschwätzig und erregbar, hört nicht zu
- Beschwerden durch ungewollten Menschenkontakt (schlaflos, verwirrt)
- kann nicht Stuhl lassen, wenn nicht absolut allein (Verstopfung!)
- Scheu vor Menschen, Verlangen nach Alleinsein
- macht alles in Eile
- Zwischenblutung: bei kleinstem Anlaß
- Schwangerschaft: Blutung bei jedem Stuhlgang, Kältegefühl im Bauch

II. Homöopathische Hausapotheke

Vorbemerkungen:

1) *Homöopathie* = Reiztherapie auf der Grundlage der Ähnlichkeitsregel (Arzneisymptome zu den Symptomen des Erkrankten).

2) *Homöopathische Arznei* = potenziert (verdünnt und verschüttelt) in Form von Globuli/Dilution/Tabletten nüchtern auf die Zunge geben! (wegen der Reizwirkung ist nicht die verabreichte Menge, sondern die Häufigkeit der Einnahme entscheidend. Mit Symptomenänderung nach Arzneieinnahme aufhören mit der Einnahme).

3) Dem Erkrankten helfen bei der Lösung der Krankheit *von oben nach unten* und *von innen nach außen* (Hering-Regel) durch Entlastung/Reizabschirmung/Ausscheidungsförderung und Kampfer/Kaffee/ätherische Öle (z.B. Pfefferminz) weglassen.
Fieber ist *keine* Krankheit, sondern eine notwendige, aktive, allerdings kraftzehrende Immunleistung des Menschen, die zu Beginn sinnvoll unterstützt werden muß! *Keine* Fieberzäpfchen! *Keine* Wadenwickel!
Schmerzen sind Alarmsignale des Organismus, die *nicht* durch Schmerzmittel beseitigt werden sollen, sondern auffordern zu Verhaltensänderungen und sinnvollen Maßnahmen (ähnlichstes Mittel wählen!)

Anwendung: (5 Tropfen ≅ 5 Globuli ≅ 1 Tablette) Grundsatz: so selten wie möglich, aber so häufig wie notwendig!
- bei Bedrohlichkeit/hoher Gefahr sofort die hohe Potenz C 30 einsetzen: 1 x 5 Globuli einnehmen und 10 in einem Glas Wasser auflösen, „verkleppern" und häufig – je nach Krankheitsdynamik und Therapieerfolg – teelöffelweise verabreichen.
- C 6: mehrmals (3-5mal) täglich 5 Globuli nüchtern auf die Zunge geben; eventuell zusätzlich verkleppern!
- D 4: (bei geringer Ähnlichkeitsbeziehung) höhere Arzneimenge notwendig: 1-2stündlich 5 Globuli geben – bis zur Besserung, eventuell höhere (C 6) Potenz folgen lassen.

Die folgende Zusammenstellung beruht auf klinischer Erfahrung und Ähnlichkeitsbeziehungen, die aus Platzgründen hier nicht erläutert werden können. Es werden lediglich bewährte und relativ sichere Anwendungshinweise zur Erstbehandlung gegeben. Bei ausbleibender Wirkung ist das Mittel zu wechseln und/oder Kontakt zu einem erfahrenen homöopathischen Therapeuten oder Arzt aufzunehmen.

I. Verletzungen/Unfälle/Operationen

1) Unfall-Schock, Schreck, Panik Aconitum C30
plötzlich, unerwartet, Todes-*Angst*/
Cyanose (so blau wie „Blaulicht“)

2) Prellung/Quetschung/Bluterguß! Arnika C6/C30
Gewebezerreißung – *Gefäß*verletzung,
Fall auf den Kopf/Gehirnerschütterung,
vor/nach Operationen/Zahnextraktionen,
Zerschlagenheitsgefühl/ Überanstrengung/
nach der Geburt

3) *Nerven*zerrung/-Quetschung/-Zerreißung Hypericum C6/C30
Schlag/Quetschung der Fingerbeere, Sturz vom
Wickeltisch, Wirbelsäulenverletzung, Folgemittel
nach Arnika bei Gehirnverletzung, Operationsschmerzen,
Sturz auf Steißbein, Depression nach Unfall
großflächige Schürfungen

4) Muskel-/Sehnen-/Bänderzerrung und Rhus tox. C6/C30
Überanstrengung,Entzündung! Verstauchen,
Verheben, Unterkühlen, Muskelkater nach
Wanderung, Rückenschmerz vom Heben (Umzug!),
Abkühlung nach Schwitzen (Disco!)
< nachts, in der Ruhe, bei erster Bewegung, durch Nässe/Kälte/Baden
> Wärme, wenn warmgeworden, bei fortgesetzter Bewegung

5) *Schnittwunden* Staphisagria C6/C30
Wundheilungsstörungen, Schmerzen von
glatten (Messer-)Schnitten, nach Verletzungen/
Operationen

6) *Stichwunden* Ledum C6/C30
a) abgebrochener Nagel, Dorn, Holzspieß, in rostigen Nagel getreten,
böse Folgen nach Insektenstich, Zeckenbißverletzung
> kalte Auflagen
b) *Bienenstichverletzung* Apis C6/C30
(Ödem/brennend-stechender Schmerz)
> kalte Auflage und ruhig halten
bei *Wespen*/Hornissen-Stichen (Vespa carbro C6/C30)
c) unvollständige Fremdkörperentfernung Silicea D4/oder C6
(besonders Glassplitter)

7) *Schürf-/Biß*wunden
a) flächenhaft, verdreckt, nässend — Calendula C6
b) übermäßig schmerzend — Hypericum C6/C30
(örtliche Umschläge mit Calendula-Essenz verdünnt!)
c) punktförmig tief, zerrissen, (wichtigste Arznei!) — Ledum C6/C30

8) *Verbrennungen*
- I. Grad (Rötung und Brennen) — Apis C6/C30, Urtica urens C30
- II. Grad (Blase und Brennen) — Cantharis C6/C30
- III. Grad (Gewebezerstörung) — Causticum C6/C30
- drohender Verbrennungsschock — Arsenicum album C30

(sofort örtliche Kompressen: einen Tag lang
mit hochprozentigem [80%] Alkohol [Infektion!]
ständig feucht halten!) – danach belüften!

9) *Sonnenbrand/-stich* — Belladonna C6/C30
(heiß – tomatenrot – feucht – klopfend – überempfindlich)
- wenn erfolglos — Glonoinum C30!

evtl. danach: Natrium carbonicum C30

10) *Hauteiterungen* — Hepar sulfuris C6/C30
Nagelumlauf, Furunkel, drohende Abszeßbildung (unverkleppert
< geringste Berührung, Kälte — stündlich einnehmen,
> heiße Anwendung — bis zur Besserung)

11) *Knochenbrüche*/Knochenhautentzündung — Ruta C6/C30
durch Überanstrengung oder Ermüdung

12) *Knochenbrüche* durch Stoß, Fall, Quetschung — Symphytum C6/C30

13) *Thrombose* (-gefahr) nach Operation oder — Lachesis C30
Unfall, Lungenembolie

14) a) *Nachblutung* nach Operation — Phosphor C30
oder Zahnentfernung (hell, flüssig, stoßweise)
b) bei Blutungserfahrung vor dem Eingriff — Millefolium C30
c) bei Wundheilungsstörung durch Blutungen — Millefolium C6
aus den Wundrändern

15) Folgebeschwerden nach *Katheterisierung* — Staphisagria C6/C30
oder Bougierung (Dehnungsbehandlung)
von engen Körperpassagen (Harnröhre, Speiseröhre,
Magen, Enddarm) Folgen von Intubation

II. Fieber und Infekte allgemein

1) Folgen von kaltem Wind, Abkühlung plötzlicher Beginn, *trocken*, heiß, *unruhig*, ängstlich, sehr durstig, allgemeine Erregung steht im Vordergrund (hört auf zu wirken, wenn die Schweißbildung beginnt!) — Aconitum C30

2) plötzlicher heftiger Beginn mit Hitzewelle zum Kopf (heiß, rot, klopfend, überempfindlich), mit feuchter, schweißiger Haut, kalten Extremitäten, durstlos bei trockenem Mund, Wärmeverlangen bis zum Hals – der Kopf muß kühl und unberührt bleiben, hohe Fieberzacken! — Belladonna C30

3) allmähliche Krankheitsentwicklung nach Abkühlung, Sekretstopp, Ärger mit Trockenheit, rissigen Lippen, — Bryonia C6
   > absolute Ruhe! Kühle!
   < jede Einmischung und Berührung
   < Bewegung (geringste!), örtliche Wärme!
   extremer Durst auf große Mengen

4) allmählicher Beginn mit Benommenheit, dösig-schläfrig, lähmig, fröstelnd, matt, schwach; bei warm-feuchtem Wetter (typisch bei Wechsel von kühl -> heiß), Föhn. — Gelsemium C6
   Durstlos; Kälteverlangen mit Frischluft; nach Besserung typischer nochmaliger Rückfall! Fieberbeginn vormittags.

5) Fieber bei Schwächlichen, Anämischen, Kreislauflabilen mit scheinbar blühendem Aussehen (Gesichtsröte!), selten über 39 °C, wenig Symptome! — Ferrum phosphoricum C6
   Flüchtige Hitzewellen, wenig Durst!

allgemein: < Kälte
örtlich: > kalte Umschläge
Nasenbluten bei Fieber!

Bewegungsbedürfnis bei Schwäche!
Nachts und frühmorgens Krisen!

Begleitende Maßnahmen:

- zuerst Abführen mit Einlauf (Gummiklistier 90 ml: milder Kamillentee mit 1% Kochsalz + 5% Traubenzucker, wiederholen, bis Stuhl kommt! Handrückenwarm!)
- beengende Kleidung lockern (Pampers® und ähnliche Plastikwindeln bei Kindern ablegen!), Abdunkeln, für Ruhe sorgen!
- Fasten lassen, viel Flüssigkeit zuführen!
- Nicht baden! Haut 1mal/Tag mit Salzlösung abreiben! (Vom Kopf zum Fuß!)

III. Augenerkrankungen

1) Verletzungen durch spitzen Gegenstand (Dorn), Entzündung durch kalten Wind mit heftigsten Schmerzen, „wie rohes Fleisch“, klarer Tränenfluß	Aconitum C30
2) Augenverletzungen mit Blutung, Lichtblitzverletzung (z.B. Schweißarbeiter)	Arnika C30
3) stumpfe Bulbusprellung (z.B. Faust oder Schneeball auf das Auge)	Symphytum C30
4) Entzündung durch Sonne oder infektiös, Trockenheits- und Völlegefühl, Pulsieren, hochempfindlich, eitriger Fluß	Belladonna C30
5) Allergische Entzündung, juckend-brennend: durch warmen Wind im Frühjahr, „die Augen schwimmen“, die Tränen reizen die Haut, die Nase läuft dazu mild, < abends im Liegen	Euphrasia C6
6) Augenschmerzen durch Überanstrengung (langes Autofahren, Nachtarbeit, Mikroskopieren u.a.)	Ruta C6

örtlich: 1% Kochsalzauflagen, Euphrasia-Tee, feucht halten!
Keine Augentropfen mit Antibiotika/Kortison oder gefäßverengender Wirkung!

IV. Ohrerkrankungen

1) Folgen von kaltem Wind, Temperaturabfall, heftig, plötzlich, typisch < 21.00 Uhr, rasend unruhig.
Das erste Mittel! — Aconitum C30

2) pulsierender Schmerz, hochroter Kopf, berührungsempfindliches Ohr, ärgerliche, reizbare, erregte Grundstimmung, kalte Füße, evtl. mit hohem Fieber! — Belladonna C30

3) Schmerz wie Pulsschlag nach naß-kalt; blaß, schwach, mit Nasenbeteiligung und Lymphschwellungen, Ohrgeräusche, mäßiges Fieber, wenige Symptome, unklares Bild, Abneigung von Wärme am Ohr, hält länger an und kommt wieder! — Ferr. phos. C6

4) akuter Tubenkatarrh! Ohrschmerz ohne Fieber, aus „heiterem Himmel“ nach Wechsel von kalt -> warm, nach kaltem Bad, nervös!
> warmer Ohrwickel! — Magnesium phosphoricum C6/C30

5) Folgemittel, wenn Eiterung droht bis zum eitrig riechenden Ohrfluß; heftiger Schmerz wie von Messer, reizbar-zornig, berührungsempfindlich, luftzugempfindlich,
> Wärme! — Hepar sulfuris C30

örtlich: Zu Beginn dem Verlangen entsprechend einen kühlen oder aufgewärmten Öltropfen in das Ohr (Olivenöl, evtl. mit etwas Knoblauchsaft vermischt!), äußerlich Zwiebelwickel unterstützend.

V. Nasenerkrankungen

1) Fließschnupfen tagsüber und im Freien, nachts *verstopft* und im warmen Raum, nach Durchnässung/ Unterkühlung!
Überreizt, gestreßt, luftzugemepfindlich, grundsätzlich Ruhe- und Wärmeverlangen! — Nux vomica C6

2) allergischer Fließschnupfen, der wund macht (Nasenlöcher gereizt!) und durch Wärme ausgelöst wird, > im Freien, in kühler (Raum-)Luft mit Kitzelhusten vom Kehlkopf ausgehend, in die Brust absteigend. — Allium cepa C6

3) Völlegefühl/Verstopfung im Nasenwurzelbereich (immer Ausgang eines dann in die Bronchien absteigenden Infektes),
< nachts (Schlaf behindernd!)
> morgens (lockerer Auswurf),
immer Verlangen zu schneuzen (ohne Erfolg)! — Sticta pulmonaria D4/C6

4) Niesen und Schnupfen – sobald *Kälte* ausgesetzt! — Dulcamara C6
Nach Durchnässung!
< Herbst! Wechsel warm -> kalt
> Wärme! Heiße Gesichtsumschläge!
schleimig-gelbe Absonderung!

Ergänzende Maßnahmen:

- kalte Füße wärmen!
- Wärme in den Nacken!
- bei Verstopfung 1% (0,9% exakt bei Säuglingen) Kochsalzlösung einträufeln
- für „Nasenfeuchte sorgen! (Luft anfeuchten!)
  Keine Nasentropfen mit Antibiotika/Kortison oder gefäßverengender Wirkung (z.B. Otriven®).

VI. Halserkrankungen

1) Schwellung/Rötung/Entzündung und Kloßgefühl, typisch: rechte Seite, — Belladonna C6/C30
> warme Anwendung
Trockenheitsgefühl, ständiges (schmerzhaftes) Schluckverlangen (Scharlach)

2) Seitenstrangangina — Phytolacca C6
typisch: Schwellung (violettrot) der Rachenhinterwand
> kalte Getränke
ausstrahlend zum Ohr, begleitend Gelenk- und Rückenschmerzen

3) eitrige Mandelentzündung mit übelstinkendem Mundgeruch, verstärkter Speichelfluß, nächtliche Verschlimmerung, nichts hilft! Schlechter Allgemeinzustand! Durstig, klebrige Schweiße!

Mercurius solubilis C6
(alle 2 Stunden 3 Globili bis zur Besserung)

4) Schwellung und Schmerz wie Splitter oder Messerstich, drohende Abszeßbildung Klumpengefühl im Hals,
< jeder Luftzug
> Wärme generell

Hepar sulfuris C30
(stündlich 3 Globuli bis zur Besserung)

örtlich: bei äußerlichen Schwellungen Quarkumschläge alle 3 Stunden für 1/2 Stunde direkt auf die Haut
– innerlich Heilerde 3-5mal/Tag trocken in den Mund nehmen und schlucken!

VII. Atemwegserkrankungen

1) akuter *Kruppanfall*
typisch vor Mitternacht, plötzlich aus Schlaf, trocken, nach Kälte/Kaltluft, ruhelos, ängstlich, greift sich an die Kehle beim Husten, Atemnot!
> frische Luft und Beruhigung
trockene Luftröhrenentzündung, z.B. nach Fahrt im offenen Wagen! Bronchitis mit bellendem, autem, trocken-heiserem Husten

Acon C30

2) *Bronchitis* bis zur beginnenden Lungenentzündung bei *Erkältung* nach Überhitzung und Schwitzen, nach Haareschneiden! Husten krampfig-bellend, hart und mit rotem, gestautem Gesicht, beim Husten berstende Kopfschmerzen, Weinen vom Husten, evtl. blutiger Auswurf!

Belladonna C30

3) *Grippehusten/Bronchitis/Rippenfellentzündung/* Lungenentzündung
nach Abkühlung bei Überhitzung;
Husten trocken, schmerzhaft stechend, Wundgefühl in der Brust, Oberbauchbeschwerden!
< durch geringste Bewegung, durch Tiefatmen, rechts!
> ruhig liegen auf schmerzhafter Seite!

Bryonia C6

4) *Keuchhusten!* Drosera C30 (nur 1 Dosis!)
Husten aus der Tiefe in sich steigernden Anfällen bis zum Brechwürgen < nachts nach 0.00 Uhr, Gesicht blau-violett im Anfall, evtl. Nasenbluten, kaum Auswurf! Heiser! Tagsüber besser!

5) grober Rasselhusten! Krampfhusten! Ipecacuanha C6
Viel Schleimbewegung beim Atmen und Husten mit spärlichem Auswurf wegen *spastischer Bronchialerregung!* Saubere Zunge! Übelkeit, Brechwürgen! Übellaunigkeit! > nachts!

6) feiner, tiefsitzender Rasselhusten Antimonium tartaricum C6
(Bronchopneumonie) mit Erschöpfung, Kräfteverfall und Blässe! Zu schwach zum Aushusten, erschöpfendes, schmerzhaftes Brechwürgen nach Husten! Zäher Schleim! Zunge dick weiß belegt!

7) Folgemittel nach Acon bei ernsthaftem Spongia C6/C30
Kruppanfall/Luftröhrenentzündung/ Kehlkopfentzündung! Besonders nach 0.00 Uhr und in der Zimmerwärme trocken sägende Atmung, Räusperzwang, lauter, hohler Husten mit zerreißendem Kehlkopfschmerz! > durch Trinken! Engegefühl am Hals, Heiserkeit! Vorsicht!

Ergänzende Maßnahmen:

- *keine* Brusteinreibungen! (Vorsicht Kampfer)
  Nur physikalische Wickel (siehe „Kleines Wickelpraktikum"), bewährt bei Entzündungen: Quarkumschläge! (siehe auch E. Eichler „Wickel und Auflagen", Verein für erweitertes Heilwesen e.V., 7263 Bad Liebenzell)

VIII. Magen-Darmerkrankungen

1) *Magen*

a) verdorbener Magen durch zu *vieles*/ Nux vomica C6/C30
schweres/unbekömmliches Essen, zu viel Alkohol, morgendliche Schwere und Übelkeit/ Erbrechen

b) Magenbeschwerden durch Lebensmittelvergiftung (verdorbenes Fleisch/Wurst/Fisch), elender Zustand! Nächtliche Unruhe, Schwäche, kaltschweißig, durstig (ständig kleine Mengen)

Arsenicum album C6/C30

c) verdorbener Magen durch Eis, Kuchen oder Fettgebackenes

Pulsatilla C6

d) Magenbeschwerden durch fremde (oder verdorbene) Nahrung auf Reisen! Kann vorsorglich eingenommen werden!

Okoubaka D 2 (3-5mal 20 Tropfen tägl.)

2) *Bauchschmerzen*

a) Kolikschmerzen in Wellen, muß sich krümmen und fest in den Bauch drücken; Folge von Kälte oder Obstgenuß in heißer Jahreszeit, Folge von Ärger! (Gallenkolik)

Colocynthis C30

b) stechende Schmerzen, die zur Ruhehaltung zwingen, hochgradige Berührungsempfindlichkeit!
< Wärme! Folge von Ärger!
(beginnende Bauchfellentzündung, Blinddarmentzündung! Vorsicht!)

Bryonia C6/C30

c) Bauchschmerzen der Kleinkinder, in der Zahnungszeit – überempfindlich für Schmerz! Reagiert hysterisch überdreht, ungeduldig, zornig! Muß im Arm herumgetragen werden! Eine Wange rot, die andere blaß. Durchfall wie „gehackte Eier", riecht wie faule Eier!

Chamomilla C30

3) *Darm*

a) Verstopfung auf Reisen nach Reisestreß, Überreizung!
Bei untätigem Darm, nach Narkosen

Nux vomica C30, D4

b) Durchfall mit Erbrechen und Kollaps, zeitgleich, dabei Eiseskälte, kalter Schweiß und Wärmeverlangen! Wäßrigflockiger Stuhlabgang, Verlangen zu liegen!

Veratrumalbum C6/C30

c) bei Versagen von Veratrum, wenn die Hinfälligkeit zunimmt, der Stuhl faulig-aashaft riecht, Krämpfe und Brennen am After auftreten, Trockenheit! — Arsenicum album C30

d) Durchfall in den Südländern, wäßrig unverdaut und *schmerzlos*, schwächend bis zur Gleichgültigkeit, Durst auf Erfrischendes/Fruchtsäfte! (Anstatt Coca-Cola®) — Acidum phosphoricum C6

e) explosiver „Hydranten"-Stuhl frühmorgens, schmerzlos, schwächend — Podophyllum C6

Ergänzende Maßnahmen:

- Fasten! Teepause: milder Schwarztee mit Salz- und Traubenzuckerzusätzen.
- Oralpädongabe® oder Elotrans-neu® (= Elektrolytlösungen zum Ersatz), einfacher: 1/3 Fruchtsaft und 2/3 Natrium-reiches Mineralwasser (z.B. Fachinger®)
- langsame Aufbaukost mit Kohlenhydraten (Zwieback/Knäckebrot), Reis, dann gedünstetes Gemüse, zuletzt Fett/Eiweiß.

IX. Harnwegserkrankungen

1) Plötzlicher Beginn nach Kälteeinwirkung, brennende Schmerzen, Harndrang < nachts mit Angst vor der Entleerung! Deswegen sehr unruhig! — Acon C30

2) Fiebrige Hitze und Schweiß: mit Brennen am Blasenhals, Völlegefühl, Harnverhaltung! Erschütterungsempfindlich! Verlangen, warm zugedeckt zu werden! Rotes Gesicht! Kalte Füße! — Belladonna C30

3) Brennen beim und nach dem Urinieren, ständiger heftiger Harndrang, Krämpfe der Blase, Urin spärlich und *blutig*! > Rückenlage! „brennt wie Feuer!" — Cantharis C6

4) Folge von Durchnässung und kalten Füßen, auf kaltem Boden gesessen – Druck und Kolik — Pulsatilla C6 C30

vor dem Urinieren, Krampfschmerz nach dem Urinieren und noch lange danach anhaltender Harndrang! *Allgemein:* Frischluft- und Bewegungsbedürfnis, Wärme unverträglich!
< Rückenlage.

5) Reizblase bei Kälteexposition, > Wärme! Harn trüb und schleimig! Nach Durchnässung. — DulcamaraC6

6) *Reizblase* – durch nervöse Lebensbelastung. Nach Kaffee, Alkoholika, nach geringer Kälteeinwirkung! > Wärme und Ruhe — Nux vomica C6

7) *Nierenkolik* — Colocynthis C6/C30
> Wärme, Bauch fest eindrücken, krümmen! Wenig konzentrierter rötlicher Urin.

8) Ziehende Nierenschmerzen, dumpf und tief empfunden, weite Ausstrahlung! Hüftschmerzen beim Urinieren, Urin schleimig, rötliches Sediment (Nierengries, Nierensteine) — Berberis D4/C6

Ergänzende Maßnahmen:
- Unterkörper/Füße warm und trocken halten!
- Flüssigkeitszufuhr (bei Blasenentzündung: z.B. Foliae uvae ursi [= Beerentraubenblätter] 1 Teelöffel pro Tasse kalt ansetzen, 12 Stunden stehenlassen, absieben und nach Bedarf wärmen und süßen, 3mal/ Tag)
- zur Ausscheidungserleichterung von Gries/Steinen: heiße Bäder, warmes Bier, heißer Kamillentee in Trinkstößen, heiße Wickel!

X. Herz- und Kreislauferkrankungen

1) akuter Herzschmerz — Aconitum C30 III
plötzlich, heftig, mit Todesangst (jede weitere Arzneiwahl schwieriger!)

2) a) Kreislaufschwäche mit Kälte — Veratrum album D4
   b) Kollaps nach plötzlichen Aufrichtebewegungen (beim Zahnarzt, nach gynäkologischer Behandlung oder ähnlichem) mit Kaltschweißigkeit und Wärmeverlangen — Veratrum album C30

XI. Das seelische Trauma/Störungen des Gemütes

1)	Folge von Schreck, Schock, Panik, plötzlich und unvermittelt! (Schlaflos und erregt)	Aconitum C30
2)	Folge von akutem Kummer (z.B. familiärer Todesfall, Liebeskummer u.a.), unfaßbar und macht unfähig, überhaupt noch einen klaren Gedanken zu fassen! Krampfhaftes Schluchzen und Weinen, schon bei Erinnerung an das auslösende Ereignis!	Ignatia C30
3)	Folge von Ärger bei enttäuschtem Ehrgeiz	Nux vomica C30 (evtl. Lycopodium)
4)	Folge von Zorn und Ärger, mit *stiller* innerer Empörung und Entrüstung, Folge von Demütigung! Implosion statt Explosion! (Erregungszustand, Zahn-, Magenschmerzen, Schlaflosigkeit)	Staphisagria C30
5)	Prüfungsangst und Erwartungsspannung Neigung zu Durchfall bei Erregung)	Argentum nitricum C30
6)	Lampenfieber und Denklähmung, wenn es darauf ankommt!	Gelsemium C30
7)	Gemütsstörung durch Tadel, bei launischen und weinerlichen Menschen, die schlecht allein sein können!	Pulsatilla C30
8)	Folge von übermäßiger Freude, erregt, schlaflos, euphorische Stimmung.	Coffea C30

Empfohlen wird die C30 als höchste anzuwendende Potenz, da es sich um akute Zwischenmaßnahmen bei evtl. fortlaufender homöopathischer Behandlung handelt. Wenn das Akutereignis bedrohlich ist, können auch höhere Potenzen nachfolgen.

Ergänzung:

XII. Schleimhaut-/Hauterkrankungen

(C6 oder C30)

a) Soor des Säuglings (intestinal):

dauert normalerweise 3 Wochen, ist harmlos, wandert von oben nach unten! Geduld!!

1. *Kalium chloratum:* grau-weiße Beläge, der ganze Mundraum ist ausgekleidet. *Keine Rötungen*, evtl. Lymphknoten angeschwollen, *kein* Mundgeruch, wenig Beschwerden, häufigstes Mittel!

2. *Borax (= Natriumborat):* neben weißen Belägen, Rötung und Wundheit, hochgradige Berührungsempfindlichkeit, Darmkrämpfe, geräuschempfindlich, schreien bei Abwärtsbewegungen und sobald Brust im Mund ist!

3. *Mercurius solubilis H:* schleimig gelbe Beläge mit viel Speichelfluß, Mundgeruch, Darmtenesmen, Stuhl übelriechend, nachts quälender Zustand.

4. *Sulfur:* besonders nach *Darmfloraschädigungen* (Antibiotika, übertriebene Hygiene, mütterliche Belastung und Vorbehandlung) ein hitziges, vitales Kind mit oberflächlichem Schlaf, ständigem Trinkbedürfnis, Abneigung gegen Bauchlage, unreine Haut, Wundheiten.

5. *Arsenicum album:* Ausbreitung über die Haut mit kleieförmiger weißer Schuppung als Auflagerung auf roten Erhebungen, in den Lid- und Mundwinkeln, hinter dem Ohr, am Hals, auf Brust und Bauch und an den Nägeln, ist unruhig um Mitternacht und gedeiht nicht! Blaß und kalt!

Örtlich: Calendula, Lehm (z. B. Luvos®), Eigenurin!

b) Soor genital/gynäkologisch:

Milieustörung! Süß-Verzicht! Vitamin B-Komplex!

1. *Sepia:* trockene Schleimhaut, weiße Beläge, heftiges Jucken, Sexualkonflikt! Schmerzhafter Verkehr!

2. *Graphites:* Soor mit intensivem milchigem Fluor, feine Rißbildungen am Scheidenausgang, Damm und am After, adipös, stoffwechselträge, schwermütig, bewältigt ihren Alltag nicht.

3. *Pulsatilla:* wenige Beschwerden, dick-cremige gelbe Absonderungen, hartnäckig und chronisch, vor und nach der Menses; unerfüllter Kinderwunsch? Cyclus spät und unregelmäßig. < nachts im Bett

4. *Calc. carb.:* erregbar, instabil, Menses mit Immunschwächung, verstopft, Schweiß zwischen den Beinen! Meidet Anstrengungen.

Weitere Arzneien: Kreosot (heftigstes Brennen!), Hydrastis (fädiger Fluor), Nit-ac (scharfe Risse, ätzend), Merc sol. (mit Lymphdrüsenschwellung!) u.a.

Örtlich: Calendula-Anwendungen, Joghurtanwendungen!

c) Windeldermatitis

1. *Rhus toxicodendron* (Giftsumach): (häufigstes Anfangsmittel) heftige Rötung mit Anschwellung der Haut, rauh und blasig-pustelige Erscheinungen, entsteht über Nacht,
   < Wasser, Windel feucht belassen!
   > Rotlicht! Wärme.

2. *Euphorbia resinifera* (Wolfsmilchsaft): erhebliche Rötung und Schwellung mit erbsengroßen Blasen, die wässriges Sekret enthalten, gelbliche Verfärbung der Haut, < bei Berührung und Ruhe (erysipelähnliche Erscheinung)

3. *Medorrhinum:* der „Pavianpo“, die gesamte Gesäßhaut homogen rot und angeschwollen, evtl. feucht und „genital-riechend“, das Kind bevorzugt Bauchlage und streckt das Gesäß hoch, nachtaktiv!

4. *Mezereum* (Seidelbast): Haut rissig und stark nässend (pflanzliches Sulfur)

5. *Kreosotum:* Urin riecht und ist scharf, so daß die Haut aufbricht und sofort blutet, mürrisch-gereiztes Kind, sehr sensibel! < nachts!

6. *Mercurius solubilis:* schmierige, entzündliche Haut mit Schwellung regionaler Lymphknoten (Leisten), viel Speichelfluß, Mundgeruch, gequälte Nächte

7. *Sulfur:* Darmmilieustörung (Folge von Antibiotika?). Übelriechende Durchfälle, durstig, Verlangen nach gesüßten Tees, oberflächlicher Schlaf, anales Jucken und Nässen.

Örtlich: Calendula, Lehm, Licht und Luft! Ruhe bewahren und „Durchhalten“!

d) Herpes labialis (Kent II 98./99)

1. *Rhus tox:* Folge von Überanstrengung mit Schwitzen und Abkühlung, kleine konfluierende Bläschen, ausgedehnte lymphatische Begleitreaktion, brennende Schmerzen, begleitend zu Fieber (= „Immunanstrengung“)

2. *Cantharis:* große Solitärbläschen mit heftigem Brennschmerz, durch Kälte, Beschwerden wie bei Verbrennung 2. Grades

3. *Dulcamara:* gelbliche kleine Bläschen, die früh platzen und krustig werden, Folge von Durchnässung/Feuchte, Wechsel mit Rheuma, Kälteüberempfindlichkeit

4. *Natrium muriaticum:* klare juckende Bläschen, Folge von psychischen Spannungszuständen, von UV-Belastungen (Hochgebirge/Meer)

5. *Sepia:* Herpes regelmäßig mit der Menses, < nach Menses/Abort/Geburt mit Erschöpfung und Depressivität.

6. *Arsenicum album:* Erschöpfungszustände gravierend, trockenes, feinlammelläres Schuppen und Verkrustung nach Aufbrechen, Wärmeverlangen, Brennschmerzen!

Weitere Mittel: graph, thuja, med, und Kent II 98.
Örtlich: Echinacea-Tinctur.

e) Herpes genitalis

Im Beginn oft ähnlich wie H. labialis und rhus-t, canth oder dulc und später sep, nat-m erforderlich.

Darüber hinaus:

1. *Thuja:* hartnäckig und rezidivierend, chronische Genitalinfekte, Zustand nach Gonorrhoe oder Chlamydieninfektion, übelriechende Schweiße, Fischgeruch der Ausscheidung, Läsionen weiß-schuppig – trocken auf unbedeckte Hautpartien übergreifend, Zellulitis/Warzen/schlechte Zähne und Zahnwurzeln

2. *Petroleum:* Jucken im voraus, dicke Blasen mit gelben Krusten, dann erhebliches Nässen, schrundige Haut, auf Perineum übergreifend, besonders in der Schwangerschaft

3. *Acid. nitr:* Splitterschmerz, scharf riechender Urin, auf Oberschenkel übergreifend, Gelbfärbung, Folge von Wut und Unverzeihlichkeit („wie Dorn im Fleisch“)

Weitere Arzneien: sulf, med, graph, tub, calc-f
Örtlich: Echinacea-Tinctur und -Salben.

f) allergische Erscheinungen: Urtikaria (Nesselausschlag, Nesselfieber)

am häufigsten: Apis (Quinke-Ödem, Flächenödem)

1. nach Warmbaden:	Urtica urens (< Wärme)
2. nach Überanstrengung:	Acid formic. (< Kälte)
3. Kälteurtikaria:	Dulc
4. bei Fieber:	Rhus tox
5. auf Wein, auf Saures, auf Schweinefleisch:	Antim. crud.
6. auf verdorbenes Eiweiß:	Ars
7. auf UV-Licht:	Acid. fluor, Nat-m, Acid. mur
8. auf Antibiotika:	Phos, Sulf
9. nach Milch:	Calc carb
10. nach Kaltbaden:	Calc phos
11. am Meer:	Nat, mur
12. nach Fischgenuß:	Sepia
13. bei Wärme und körperl. Anstrengung:	Apis, Ars, Rhus-t, *Led*, Sep

III. Repertorium

Zusammengestellt aus den Werken von

Barthel, H./Klunker, W., Synthetisches Repertorium, Band I und III, Haug-Verlag, Heidelberg 1982

Boericke, W., Homöopathische Mittel und ihre Wirkungen, 9. Ausgabe, Verlag Grundlagen und Praxis, Leer,1973

Boger, C. M., Boenninhausens characteristics and repertory, Jain Publishing, New Delhi, 1988

Knerr, B., Repertory of Herings Guiding Symptoms of our Materia medica, Jain Publishing, New Dehli, 1980

Künzli v. Fimmelsberg, („der Kent") Kent-Repertorium, Haug-Verlag, Heidelberg, 4. Aufl., 1977

Lippe, A. zur, Grundzüge und charakteristische Symptome der homöopathischen Materia medica, Ulrich Burgdorf-Verlag, Göttingen, 1983

Murphy, Robin, Homeopathic medical repertory, Hahnemann Academy of North-America, 60 Talisman Drive, Suite 4028, Pagosa Springs, Colorado, USA 81157

Phatak, S. R., A concise Repertory of homoeopathic medicines, The Homoeopathic medical publishers, Bombay, 1985

Schroyens, F., Synthesis-Repertorium homoeopathicum Syntheticum, Hahnemann-Institut, Greifenberg, 3. Auflage, 1995

Stauffer, K., Homöotherapie, Joh. Sonntag Verlag, Regensburg, und eigene Ergänzungen

Hinweis:

„Kent" = siehe Künzli von Fimelsberg

„Syn-Rep" = Synthetisches Repertorium von Barthel/Klunker.

A. Gynäkologie

Kent: III 753 ff und III 789 ff; Syn. Rep. Band III 449 ff

Adnexitis (Eileiterentzündung):

acon, apis, ars, bell, bry, canth, chin-s, ferr-p, hep, iod, lac-c, lach, lyc, med, merc, merc-c, naja, *puls*, pyrog, sabal, sep, sil, stann, staph, sulf, thuj

Anämie

- durch uterine Blutung: ars, *calc*, calc-p, cann-p, *cann-i*, crot, *cycl*, *ferr*, *graph*, *hydr*, *kali-c*, mang, *nat-m*, *puls*, sep
- durch Blutung allgemein: *ars*, *calc*, *carb-v*, **chin**, crot-h, **ferr**, *helon*, hydr, ign, *lach*, nat-br, *nat-m*, *nux-v*, *ph-ac*, *phos*, sab, staph, *sulf*
- durch Ernährungsstörung: alet, alum, *calc-p*, ferr, helon, nux-v
- durch erschöpfende, entkräftende Krankheit: acet-ac, alet, *calc-p*, *chin*, chin-s, *ferr*, helon, kali-c, *nat-m*, *ph-ac*, *phos*, sec
- perniziöse: ars, calc, *crot-h*, mang, nat-m, *phos*; pic-ac, *thyr*
- bei stillenden Müttern: acet-ac

Angst

- beim Koitus: kreos
- nach Koitus: sep
- vor der Menses: acon, am-c, calc, carb-an, carb-v, carbn-s, *cocc*, con, *graph*, *ign*, kali-bi, mag-m, mang, merc, *nat-m*, *nit-ac*, *nux-v*, puls, *stann*, *sulf*, zinc
- *qualvoll* vor der Menses: *graph*, *murx*
- während der Menses: acon, *bell*, calc, calc-sil, canth, caul, cimic, cina, cocc, coff, con, hyosc, ign, *kali-c*, kali-j, kali-sil, kreos, mag-m, merc, nat-c, *nat-m*, nit-ac, nux-v, phos, *plat*, sec, **sil**, stann, sulf, verat, zinc
- *qualvolle* Angst während der Menses: *bell*, calc, coff, ign, merc, nit-ac, phos, *plat*, stann, xan
- besser während der Menses: stann, zinc
- Zorn während der Menses: acon, bell, *ign*, lach, nux-v, op, ph-ac, staph, verat
- nach der Menses: *agar*, *pall*, phos, sec
- verhindert den Schlaf nach der Menses: agar

Anorexia nervosa:

ars, carc, **chin**, ign, nat-m, ph-ac, puls, rhus-t, sep, sulf, tarant, verat

Aphten

- des äußeren Genitales: agar, *bor*, *carb-v*, *helon*, iod, *kreos*, *merc*, sulf, *sulf-ac*, thuj

- in der Vagina: caul, alumn, *arg-n*, carb-v, *caul*, *graph*, *helon*, *hydr*, ign, kreos, lyc, lyss, merc, nat-m, *nit-ac*, rhus-t, rob, *sep*, thuj
- in der Vulva: helon

Arbeitswut
- vor der Menses (fleißig...): *bar-c*, bell, bry, *calc*, *calc-p*, caust, *chin*, cocc, coloc, *hyosc*, *ign*, ip, kreos, **lach**, *mag-c*, mez, mosch, mur-ac, nat-c, *phos*, rhus-t, **sep**, stann, sulf-ac, **verat**
- nach Koitus: calc-p

Ärger
- vor der Menses: *sep*
- während der Menses: am-c, cast, caul, cimic, hyosc, kreos

Aufregung
- nach Koitus: *calc*

Berührung der Vulva verschlimmert: *Plat*
- selbst von Bettdecken, < geringste B.: mur-ac, murx, *plat*
- vor der Menses: alum-sil, croc, *kreos*, *lach*, lyc, mag-c, mag-m, nat-m, *nux-v*, rob, thuj
- während der Menses: caul, cimic, cop, ferr, hyosc, kreos, *mag-m*, *nat-c*, nat-m, puls, rhod, senec, tarant, verat
- nach der Menses: ferr
- führt zum Wiedereinsetzen der Menses: **calc**

Bartholinitis:
acon, bell, cann-s, hep, lach, med, merc, merc-c, nit-ac, petros, puls, sabal, sep, *sil*, tarant-c, thuj

Bewußtsein des Uterus:
alet, helon, lyss, *murx*, vib

Blutungen:
- mit *Anämie*: calend, *chin*, *ferr*, ferr-m, ferr-p, helon, *hydr*, kali-c, kali-fer, **puls**, *thlasp*
- bei geringstem *Anlaß*: ambr, sep
- nach *Anstrengung*: **ambr**, aur, **bov**, calc, *croc*, **erig**, *helon*, *mill*, *nit-ac*, rhus-t, *sab*, *tril*
- durch Atonie, uterine: *carb-v*, *chin*, *ham*, psor, visc
- durch Ausschabung/Abrasio: calend, nit-ac, sec
- nach warmem *Bad*: thuj
- Bewegung verschlechtert: ambr, arg-n, bell, bov, *bry*, cact, calc, cham,

coff, *croc*, **erig**, *helon*, ip, lil-t, med, *mill*, mit, phos, psor, *sab*, *sec*, sulf, tril, visc
- candida albicans-Infektion: calc, calc-p, chin, graph, helon, hydr, kreos, lyc, med, merc, nat-p, nit-ac, *puls*, *sep*, *thuj*
- durch *Eifersucht*: apis
- durch Fahren/Reiten: *ham*
- durch geistige *Erregung*: calc, ign, nux-v
- durch *Gemütsbewegung*: acon, bell, bry, *calc*, *cham*, cocc, croc, helon, hyosc, nat-m, *phos*, plat, puls, sep, *sil*, stram, sulf
- durch *Haß*: apis
- durch *Heben*: cinnm, croc, helon, *podo*, rhus-t
- mit *Kältegefühl*: camph, **carb-v**, sil, verat
- durch *Kamille*: *chin*, ign
- nach Koitus: **arg-n**, *arn*, *ars*, hydr, **kreos**, nit-ac, *sep*, tarant, ust
- durch *Myome*: *calc*, calc-f, calc-p, *ham*, *hydr*, *kali-j*, lap-a, led, lyc, merc, nit-ac, thlaspi, ust, **phos**, *plat*, *sab*, sec, sil, sulf-ac, *sulf*, *tril*, *vinc*
- mit Ohnmacht: apis, *chin*, ferr, ferr-p, ip, *kreos*, **tril**
- bei Plazenta praevia: *ip*, *nux-v*, *sab*, *sep*, verat-v
- bei *Polypen*: bell, *calc*, *con*, *lyc*, *phos*, *sab*, *sang*, *thuj*
- schmerzlos: bov, calc, carb-an, chin, croc, *ham*, **kali-fer**, mag-c, *mill*, nit-ac, nux-m, plat, sab, sec, ust
- durch allgemeine *Schwäche*: alet, ars, caul, chin, ferr
- durch *Schreck*: acon, bell, *calc*, nux-v, op, sep
- schlimmer durch *Sprechen*: bry
- nach jedem *Stuhlgang*: **ambr**, *am-m*, jod, *lyc*
- nach *Überhitzung*: croc, nit-ac
- durch Verletzungen: *ambr*, *arn*, *bell-p*, *cinnm*, ham, *mill*, ruta, *sec*
- gebessert durch *Wärme*: kali-c
- *wiederholte* Blutungen: *arg-n*, *croc*, *kreos*, *nux-v*, *phos*, psor, *sulf*
- Zervix, leicht blutende: *aln*, alum, arg-n, dict, *hydr*, *kali-bi*, ust
- *nach Zorn*: *cham*, kali-c, rhus-t, staph
- *Zwischenblutungen* (siehe Barthel/Klunker, Bd. III, S. 589 ff): **ambr**, **calc**, **cham**, **ip**, **phos**, **rhus-t**, **sab**/*arn*, *bell*, *bor*, *cimic*, *cocc*, *croc*, *ham*, *sec*, *sep*, und andere einwertige Mittel

Bulimie:
abies-c, all-s, anac, ant-c, ars, bry, *calc*, carb-v, caust, *chin*, cina, ign, lyc, *merc*, nat-c, op, sulf, zinc

Durchfall vor/während Menses:
bor

Eifersucht zwischen Frauen:
ars, nat-m, nux-v, sep

Empfindliche Vulva/Vagina:
aur-m, bell, canth, chin, coc-c, coff, con, merc, mur-ac, nux-v, **plat**, *sep*, **staph**, sulf, tarant, ust, zinc
– vor der Menses: am-c, cocc, kali-c, *lach*, *plat*

Endometriose:
alet, aloe, *ars*, *aur-m*, *aur-m-n*, bell, *bor*, *calc*, *carb-ac*, *caul*, chin-a, *cimic*, *con*, graph, *helon*, *hydr*, *jod*, *kali-a*, kali-c, kali-s, kreos, lac-c, *lach*, lyc, *mag-m*, *med*, *merc*, nat-m, nit-ac, *nux-v*, *ph-ac*, phos, plb, *puls*, rhus-t, *sab*, *sec*, *sep*, sil, stram, *sulf*, *thuj*

Fleiß:
siehe Arbeitswut

froh:
– vor der Menses: acon, fl-ac, hyosc
– während der Menses: fl-ac, stann

Furcht:
– vor der Menses: *acon*, bor, calc, con, hep, kali-bi, kali-br, mang, plat, sec, sulf, xan
– während der Menses: acon, *bell*, *coff*, con, *ign*, *lach*, mag-c, manc, *nat-m*, nux-m, oena, op, phos, phos-ac, plat, sec, staph, verat
– während Dysmenorrhoe: ant-t
– den Verstand zu verlieren: **calc**, **cann-i**, *cimic*, *kali-br*, *lac-c*, *lit-t*, **manc**, puls, sanic
  ● nachts: merc

Gedankenversunken:
– während der Menses: mur-ac

Geisteskrank:
– während der Menses: acon, *bell*, lach, plat, puls, stram, verat
– mit reichlicher Menses: ign, sep
– mit unterdrückter Menses: apis, ign, *puls*

Geistesverwirrung:
– nach Abort: ruta
– nach Koitus: bor, calc, *caust*, mez, *ph-ac*, phos, rhod, sel, sep
– vor der Menses: cimic, *sep*

- während der Menses: am-c, cimic, cocc, graph, lyc, phos
- nach der Menses: graph, nat-m

Gemütssymptome schlimmer:
- vor der Menses: am-c, calc, caust, cocc, con, cupr, hyosc, kali-c, lach, lyc, mag-m, mang, **nat-m**, nit-ac, phos, sep, stann
- zu Beginn der Menses: acon, cham, ferr, lyc, *nat-m*
- während der Menses: acon, am-c, ars, bell, berb, calc, caust, *cham*, *cimic*, coff, graph, hydr-ac, *hyosc*, lyc, mag-c, mag-m, merc, mur-ac, *nat-m*, ol-an, phos, plat, *sep*, sil, stann, *stram*, *verat*, zinc
  ● reichliche Menses bessert: cycl
- nach der Menses: alum, aur, nat-m, stram
- nach unterdrückter Menses: *ferr*, nux-m

Geschwätzigkeit:
während der Menses: bar-c, l*ach*, stram

Gesellschaft:
- Abneigung gegen G. während der Menses: *con*, plat, sab, sep
- Abneigung gegen G. während der Menses und will allein gelassen werden: cic, nux-v
- Verlangen nach G. während der Menses: stram

Harndrang, häufig, bei Uterusprolaps:
alum, aur, lac-c, **lil-t**, **sep**

Herpes genitalis:
ars, bufo, calc-f, carb-v, caust, cench, *dulc*, graph, kali-c, kreos, med, *merc*, *nat-m*, nit-ac, nux-v, **petr**, *rhus-t*, **sep**, sulf, tub, *thuj*, urt-u

Hitze in der Vagina:
graph, sec

Homosexualität:
anh, calc, calc-p, *lach*, nat-m, phos, **plat**, puls, *sulf*

Hysterie:
- Koitus bessert: con
- Koitus verschlechtert: lac-c
- vor der Menses: *cimic*, cocc, con, cupr, elaps, gels, hyosc, ign, kali-c, *mag-m*, *mosch*, nat-m, nux-m, nux-v, ph-ac, phos, *plat*, puls, senec, sep, sulf, vib
- während der Menses: *acon*, bry, *calc*, caul, *caust*, cham, chin, *cimic*,

cocc, coff, cupr, form, *hyosc*, ign, *mag-m*, merc, *mosch*, nat-m, **nux-m**, *nux-v*, puls, stram, sulf, *verat*
- *besser* während der Menses: *zinc*
- *besser* am 1. Tag: raph
- nach der Menses: chin, *cupr*, gels, *puls*
- durch Blutung: *caul*, cimic, *mag-m*, *nux-v*
- bei spärlicher Blutung: **nux-m**
- nach Unterdrückung der Absonderungen: **asaf**, *lach*
- nach sexuellen Ausschweifungen: *agar*, *anac*, *con*, *lach*, *ph-ac*, *sep*

Jammern während der Menses:

ars, *cocc*, lyc, plat

Jucken des äußeren Genitals:

- durch Fluor: **calc**, **kreos**, **nit-ac**, **petr**, *sep* und andere 2- und 3wertige Mittel (Kent, Bd. III, S. 614)
- durch Menses: calc, caust, kreos, lyc, merc, nat-m, petr, sep, sil, zinc
- nach Verkehr: agar, **nit-ac**
- durch Urin: **merc**, nit-ac, urt-u

Kälte in den Beinen:

(Kent, Bd. II, S. 471)
- während der Menses: arg-n, bufo, calc, cham, lil-t, *sec*, *sil*

Kälte der Füße:

(Kent II, S. 477)
- vor der Menses: *lyc*, *nux-m*
- während der Menses: *arg-n*, *calc*, cop, *crot-h*, *graph*, nat-p, *nux-m*, *phos*, sab, **sil**

Kältegefühl

- des Genitals: berb, plat, sabal
- in der Vagina: bor-ac, *graph*, *nat-m*, sec

Koitus

- Abneigung (Kent, Bd. III, S. 610 und Syn-Rep. Barthel/Klunker, Bd. III S. 460): agar, *agn*, **asar**, *brom*, *caust*, *clem*, *ferr*, *ferr-m*, *graph*, *hydr*, *kali-br*, *lach*, *lyc*, *med*, **nat-m**, *petr*, *phos*, *psor*, rhod, **sep**, *sulf* und andere 1wertige Mittel
- Abneigung nach Menses: berb, *caust*, kali-c, nat-m, *phos*, *sep*, sulf-ac
- Blutung nach Koitus: arg-n, arn, ars, hydr, kreos, nit-ac, sep, tarant-c, ust
- ohne Gefühlsbeteiligung: alum, *berb*, *brom*, calc, cann-s, **caust**, *ferr*,

ferr-m, *graph*, kali-br, *lyss*, *med*, *nat-m*, onos, *phos*, plat, puls, **sep**, *sulf*
- Orgasmus
  - verzögert: *berb*, brom, caust, *nat-m*, **sep**
  - leicht: lac-c, *plat*, *stann*
  - schmerzhaft: nat-m, plat, staph
- schmerzhaft: alumn, apis, **arg-n**, bell, *berb*, bor, calc, *calc-p*, *cact*, *coff*, *ferr*, *ferr-m*, *ferr-p*, ham, *hep*, *hydr*, ign, *kali-bi*, *kali-c*, *kreos*, *lyc*, **lyss**, merc, **nat-m**, **plat**, *rhus-t*, *sab*, *sep*, sil, *staph*, *sulf*, *thuj*
  - infolge Trockenheit: *ferr*, *nat-m*, *sep*

Kondylome:

aur-m, *calc*, cinnb, euphr, *lyc*, med, *merc*, **nat-s**, **nit-ac**, *sab*, *sars*, *staph*, syph, **thuj**
- wie Blumenkohl: **nit-ac**, thuj
- bluten leicht: phos
- fleischig, saftig, rot: nat-s
- gestielt: lyc
- jucken: euphr, *lyc*, sab
- trocken: *lyc*
- Uterus: *calc*, *calend*, cub, graph, *kreos*, *merc*, *nit-ac*, sec, tarant, **thuj** (Portio)
- Vagina: med, nit-ac, *phos*, *staph*, tarant, *thuj*

Luftabgang (Flatus) aus der Scheide:

apis, *bell*, **brom**, *calc*, carc, chin, hyosc, *lac-c*, **lyc**, lyss, *mag-c*, *nat-c*, *nux-m*, nux-v, orig, **ph-ac**, *phos*, *sang*, *sep*, sulf, tarant

Manie

- vor Menses: *sep*
- durch unterdrückte Menses: *puls*, stram

Masturbation durch Jucken:

calad, orig, zinc

Melancholie, sexuelle (Traurigkeit):

agn, aur, *cimic*, con, *lil-t*, nux-v, pic-ac, plat, sep

Menarche

- zu früh: ambr, *ant-c*, bell, *calc*, *calc-p*, canth, carb-v, *caust*, *cham*, chin, coc-c, cocc, ferr, merc, nit-ac, *phos*, *puls*, rhus-t, *sab*, *sec*, *sil*, *sulf*, verat
- zu spät: *aur*, *bar-c*, *calc*, *calc-p*, *carb-s*, *cast*, **caust**, *con*, *ferr*, **graph**,

ham, **kali-c**, *kali-p*, *lac-d*, *lyc*, *mag-c*, *mang*, **nat-m**, *petr*, *psor*, **puls**, *sab*, **senec**, *sep*, *sulf*, *tub*, zinc und andere 1wertige Mittel (siehe Syn.-Rep. Barthel/Klunker, Bd. III, S. 539)

[Menses: hier unvollständige Angaben, Ergänzungen siehe Kent, Bd. III, S. 763 ff und Syn.-Rep., Barthel/Klunker, Bd. III, S. 520 ff]

Menseszeiten:

- nur tagsüber: **puls**/*caust*/cact, coff, cycl, ham, kali-c
- nur nachts: **bov**/-/bor, coff, cycl, mag-c, nat-m
- nur im Liegen: **mag-c**/kreos, sab, sep
- schlimmer im Liegen: **mag-c**/*am-c*, *bov*/am-m, cycl, kreos, puls, zinc
- verstärkt in der Nacht: **mag-c**/*am-c*, *am-m*, *bov*, *coca*, *nat-m*, *ust*, *zinc*/ coc-c, coff, ferr, glon, mag-m, puls, sep, sulf
- nur morgens: **sep**/*bov*/carb-an
- nur im Schlaf: mag-c

Menses zu früh (kurzes Intervall):

ambr, ars, bell, bov, bry, calc, carb-an, carb-v, cham, cocc, cycl, ferr, ip, kali-ars, kali-c, lac-c, mag-m, mang, nat-m, nux-m, nux-v, phos, plat, rat, rhus-t, sab und andere 2- und 1wertige Mittel

- 21 Tage: **cocc**, **nat-m**/*ferr-p*, *kali-s*, *lac-c*, *lach*, *manc*, *puls*, *senec*, *stram*, *ust*, *verat*, *xan* und andere 1wertige Mittel
- alle 14 Tage: *calc*, *calc-p*, *cann-i*, *cocc*, *ip*, *lac-c*, *lil-t*, *merc*, *murx*, *nux-v*, *ph-ac*, *plat*, *puls*, *sang*, *syph*, *thuj* und andere 1wertige Mittel
- alle 14 Tage und dauert 1 Woche: **tril**/calc, cocc, nux-v
- Zwischenblutung: **ambr**, **calc**, **cham**, **ip**, **phos**, **rhus-t**, **sab**/*arn*, *bell*, *bov*, *cimic*, *cocc*, *croc*, *ham*, *sec*, *sep* und andere 1wertige Mittel (Barthel/Klunker, Bd. III, S. 589)
- wiederholte Blutungen: *arg-n*, *croc*, *kreos*, *nux-v*, *phos*, *psor*, *sulf*

Menses zu spät:

carb-s, caust, con, cupr, dulc, graph, kali-c, lyc, mag-c, nat-m, nux-m, puls, sars, sep, sil, sulf und andere 1- und 2wertige Mittel

- 6 bis 8 Wochen: crot-h
- 2 bis 3 Monate: **lach**/*sil*
- 5 Monate: *graph*
- mehrere Monate: *kali-c*
- alle 2 Monate: *syph*

Menses unregelmaßig (Intervalle unregelmäßig):

arg-n, **nux-m**, **sec**/*ambr*, *apis*, *art-v*, *benz-ac*, *calc*, *carb-ac*, *caust*, *cimic*, *cocc*, *con*, *dig*, *ign*, *ip*, *iris*, *jod*, *kreos*, *lac-d*, *lach*, *lyc*, *murx*, *nit-ac*, *nux-v*, *puls*, *senec*, *sep*, *sil*, *staph*, *sulf*, *tab*, *verat* und andere 1wertige Mittel

wiederkehrende Menses (intermittierend unterbrochen):
nachdem schon aufgehört: *calc*, *kreos*, *lach*, *nux-v*, ambr, mag-c, magm, murx, nat-m, puls, sep, thuj, tril, ust

Mensesdauer:
- *Menses zu kurz:* **am-c**, **lach**, **puls**, **sulf**/*alum*, *asaf*, *bar-c*, *berb*, *carb-s*, *cocc*, *con*, *dulc*, *graph*, *kreos*, *mang*, *merc*, *nat-m*, *nux-v*, *phos*, *plat*, *psor*, *sep*, *thuj* und andere 1wertige Mittel
  - 1 Stunde: euphr, psor
  - 1/2 bis 6 Stunden: lycps
  - wenige Stunden: *coc-c*, *vib*
  - *nur 1 Tag*: **sep**/*alum*, *apis*, *arg-n* und andere 1wertige Mittel
  - nur 2 Tage: **apis**/*mang*, *verat* und andere 1wertige Mittel
- *Menses zu lang:* **calc**, **carb-an**, **carb-v**, **cupr**, **ferr**, **kali-c**, **lyc**, **mill**, nat-m, nux-v, plat, puls, rat, rhus-t, sab, sec, senec, sep und andere 2- und 1wertige Mittel
  - hört nie ganz auf: ust
  - fast bis zur nächsten Periode: carb-v, nux-v, sab, sec

Menses schmerzhaft (Dysmenorrhoe):
- schlimmer vor der Menses: *bell*, *bor*, **calc**, **calc-p**, **caul**, cocc, dig, hyosc, **kali-c**, *lach*, mag-c, *mag-p*, mosch, nux-m, *nux-v*, **puls**, **sep**, stann, *vib*, *zinc*
- schlimmer vor *und* während der Menses: **bell**, *bor*, **calc**, *caust*, *cocc*, helon, nux-m, **nux-v**, *plat*, **puls**
- schlimmer während der Menses: *agar*, apis, arth, **bell**, **cact**, **calc**, *calc-p*, **cham**, *cimic*, **coloc**, *gels*, *ign*, *kali-c*, *lach*, lapis-a, *lil-t*, med, **nux-v**, psor, **puls**, sec, *sep*, *sulf*, *tub*, *ust*, **verat**, *vib*
- muß laut schreien: *acon*, *cact*, *cham*, *coloc*, *mag-m*, *nux-v*, **puls**
- mit Übelkeit und Erbrechen: kreos, sars, verat

Metrorrhagie:
siehe unter Blutungen

Mittelschmerz (Zyklusmitte, Ovulationsschmerz):
apis, *bry*, cham, cocc, ham, hydr, puls, sep

mürrisch/mißmutig:
- vor der Menses: *cham*, *lyc*, *nux-v*
- während der Menses: am-c, cast, caust, *cham*, *ferr*, ind, lyc, mag-c,

plat, tarant
- nach der Menses: *cycl*

Nymphomanie (Hypersexualität):
Syn-Rep. Barthel/Klunker, Bd. III, S. 785, **grat**, **hyosc**, **lach**, **orig**, **plat**, **stram** u.a. 2- und 1wertige Mittel
- vor der Menses: calc, calc-p, kali-c, *phos*, stram, *verat*
- während der Menses: calc, *hyosc*, kali-br, kali-c, *plat*, sec, *verat*
- nach der Menses: sulf-ac
- nach unterdrückter Menses: ant-c, canth, chin, cocc, hyosc, *murx*, phos, *plat*, stram, sil, sulf, verat, zinc
- bei Metrorrhagie: mosch, murx, plat, sec

Ohnmacht, hysterische:
acon, am-c, arn, ars, asaf, *cham*, cimic, cocc, cupr, *dig*, **ign**, lac-d, lach, *mosch*, *nat-m*, *nux-m*, *nux-v*, puls, samb, stict, *sumb*, ter

Ovarialcysten:
apis, apoc, arn, **ars**, aur, *aur-j*, aur-m, aur-m-n, bell, *bov*, bry, *bufo*, *canth*, carb-an, chin, *colch*, *coloc*, con, ferr-j, form, graph, jod, kali-br, kali-fer, **lach**, *lyc*, **med**, merc, murx, *nat-m*, *pall*, *plat*, rhod, rhus-t, sab, sep, sil, syph, ter, **thuj**, zinc
- links: apis, arg-m, coloc, kali-bi, **lach**, podo, **thuj**
- rechts: **apis**, fl-ac, *iod*, **lyc**, *pall*, *podo*, rhod

Ovarialneuralgie:
acon, aesc, apis, arg-n, **bell**, *bry*, canth, **cimic**, coloc, con, **gels**, **ham**, jod, lil-t, merc, naja, **nat-m**, plat, puls, *sep*, ust, vib (und siehe Kent, Bd. III, S. 789 ff)

Perversität:
hura, ind, kali-n, nux-v, plat

Polypen, genital:
calc, lyc, **thuj**
- Cervix: *ars*, *aur*, *bell*, *bufo*, **calc**, **calc-p**, caust, *con*, hydr, led, *lyc*, merc, mez, nit-ac, petr, **phos**, *ph-ac*, *plat*, puls, rhus-t, *sang*, sec, *sep*, *sil*, *staph*, **teucr**, **thuj**

Prolapsus:
- Uterus: **arg-m**, **arg-n**, **aur**, **bor**, **calc**, **lil-t**, **nat-p**, **pall**, **plat**, **puls**, **sep** und viele 2-, 1wertige Mittel
  - während der Menses: *aur*, *calc-p*, *cimic*, kreos, *lach*, *lil-t*, nat-c, **puls**, **sep**

- ● Koitus verbessert: merc
- ● Koitus verschlechtert: nat-c
- ● beim Stuhlgang: *calc-p*, con, nux-v, **podo**, psor, puls, *stann*
- ● nach Stuhlgang: *stann*
- ● beim Urinieren: *calc-p*

– Vagina: alum, *bell*, calc-ars, chim, *ferr*, *kreos*, *lach*, *lap-a*, *merc*, *nux-m*, *nux-v*, oci, op, plat, plb, podo, psor, **sep**, *stann*, staph, *sulf*, sulf-ac, thlasp, thuj, verat

Raserei während der Menses:
acon, bell, hyosc

Reizbarkeit:
– vor der Menses: berb, calc, *caust*, *cham*, cocc, ign, kali-c, kali-fer, kreos, *lach*, lil-t, *lyc*, mag-m, *nat-m*, *nux-v*, *sep*, thyr
– während der Menses: aeth, am-c, aran, asaf, bell, berb, bry, calc, cast, caust, *cham*, cimic, cina, con, eupi, ferr, ind, kali-c, kali-p, kali-s, kreos, lyc, mag-c, mag-m, mag-s, nat-c, nat-m, nat-p, *nux-v*, petr, phos-ac, plat, puls, sars, sep, stram, *sulf*, tarant, *zinc*, zinc-p, zing
– nach der Menses: berb, bufo, carb-ac, cimic, ferr, nat-m
– bei Aussetzen der Menses: eupi
– durch sexuelle Erregung: *nux-v*
– mit sexueller Schwäche: *pic-ac*

ruhelos:
(siehe Syn-Rep. Barthel/Klunker, Bd. I, S. 852 ff)
– vor der Menses: **sulf**/*kreos*, *nux-v* und andere 1wertige Mittel
– während der Menses: *acon*, *ars*, *calc*, *cham*, *coff*, *cycl*, *nux-v*, *puls*, *rhus-t*, *sep*, *stram* und andere 1wertige Mittel
– nach der Menses: mag-c
– durch unterdrückte Menses: ars, cimic, kali-c, nicc, nux-v, rhus-t, sep, zinc
– bei Blutungen: *acon*, *apis*, cham, hyosc, stram

Scheinschwangerschaft -> siehe Wahnidee

Schamhaarausfall:
– hell, merc, **nat-m**, *nit-ac*, rhus-t, *sel*, sulf, thuj, *zinc*

Schreien:
– vor der Menses: *sep*
– während der Menses: *cocc*, *coloc*, *cupr*
– nach der Menses: aur

Selbstmordneigung während der Menses:
merc, sil

Seufzen:
- vor der Menses: *ign*, lyc, nat-p
- während der Menses: ars, cimic, cocc, graph, ign, plat
- während der Menses besser: nat-p
- nach der Menses: nat-p, stram

Sexualität (und siehe -> Koitus):
- Begierde verstärkt: ambr, arund, *bufo*, calc, *calc-p*, camph, *canth*, cimic, coca, dulc, grat, *hyosc*, kali-br, *kali-p*, kreos, *lach*, mosch, *murx*, nux-v, *orig*, phos, pic-ac, *plat*, raph, *rob*, sab, sil, *stram*, strych, *tarant*, *verat*, zinc
- Begierde verloren/vermindert: *agn*, am-c, berb, **caust**, con, ferr, graph, *helon*, *ign*, **lyc**, nat-m, onosm, plb, *sep*

Hypersexualität -> siehe Nymphomanie

Sterilität:
aur, **bor**, **nat-m**, **nat-c**, **puls**, **sep**/*am-c, anag, bar-m, calc, canth, carc, caul, coff, con, eup-pur, ferr, ferr-p, graph, hyosc, jod, kali-br, kreos, lach, med, merc, nux-m, orig, phos, plat, psor, sabal, sab, sec, senec, sil, sulf-ac, syph, tub, zinc* und andere 1wertige Mittel (s. Kent Bd. III, S. 775)
- mit exzessivem sexuellen Verlangen: *kali-br*, *med*, *phos*, *plat*

stilles Wesen während der Menses:
am-c, carc, mur-ac

Stöhnen:
- während der Menses: *ars*, cocc, lyc, plat
- nach der Menses: stram

streitsüchtig:
- zu Beginn der Menses: *cham*
- während der Menses: am-c

Stumpfheit (geistig) während der Menses:
calc, lyc, lycps

Traurigkeit:
- durch enttäuschte Liebe: *aur*, bell, *hyosc*, **ign**, *nat-m*
- vor der Menses: acon, am-c, *aur*, bell, berb, brom, *calc*, *caust*, *con*,

cycl, *ferr*, *ferr-p*, hell, lac-c, lac-d, *lyc*, manc, *murx*, **nat-m**, *nit-ac*, phos, psor, **puls**, *sep*, **stann**, stram, *verat*, vesp, vip-a, xan
- während der Menses: am-c, aur, berb, brom, cact, *caust*, cimic, cop, cur, ferr, graph, ign, lac-c, lac-d, lyc, mag-m, merc, mur-ac, murx, nat-c, *nat-m*, nat-sil, nit-ac, *petr*, plat, plb, *puls*, senec, *sep*, sil, stann, *tab*, thuj, zinc
- Menses verschlechtert: *cycl*
- Menses verbessert: *cycl*, *lach*, *stann*, *zinc*
- nach der Menses: alum, chin, *ferr*, hell, sil, ust
- durch verzögerte Menses: **kali-p**, *lyc*
- durch unterdrückte Menses: ars, aur, calc, cimic, *con*, croc, cycl, nat-m, nux-m, nux-v, ph-ac, phos, puls, *rhus-t*, sep, sil, staph, sulf
- nach Verkehr/Koitus: *agar*, calc, cedr, con, *nat-m*, sel, *sep*, staph

Trockenheit:
- Vagina: *acon*, *ars*, apis, *bell*, *berb*, *ferr*, ferr-p, *graph*, **lyc**, lycps, lyss, *mag-m*, **nat-m**, puls, **sep**, tarant
  - während der Menses: *graph*
  - nach der Menses: berb, *lyc*, nat-m, *sep*
- Vulva: *acon*, *bell*, calc, lyc, sep, tarant
  - nach der Menses: sep

Trunksucht, vor der Menses:
sel

überempfindlich:
- vor der Menses: nit-ac, *nux-v*, *sep*
- während der Menses: am-c, lyc, *nux-v*, phos, plat

Uterus:
- Bewußtsein des Uterus: alet, *helon*, lyss, *murx*, vib
- Endometriose: -> siehe dort
- Myome: **calc**, **calc-f**, **nat-m**, **phos**, **sep**, **thyr**, **ust**/*apis*, *aur-j*, *aur-m*, *aur-m-n*, *calc-j*, *calc-p*, *calend*, con, *hydr*, *jod*, *kali-c*, *kali-j*, *lach*, *led*, *lil-t*, *lyc*, *merc-c*, *mer-j-r*, *nit-ac*, *sab*, *ter*, *thlasp*, *thuj*/und 1wertige Mittel
- prolaps: -> siehe dort
  - mit Herzklopfen: lil-t, nat-m, sep
  - während Menses: cimic
  - muß sitzen: lil-t, **murx**, nat-m, sep
- Retroversio: lil-t, puls, sep, tarant, ust
- Schweregefühl: *alet*, aloe, alumn, *apis*, *bell*, *calc*, calc-p, *caul*, **chin**, cimic, con, elaps, *gels*, helon, hydr, lac-c, *murx*, *nux-v*, pall, puls, sab, senec, **sep**, sil
- Verlagerung: aesc, am-m, aur-m, **bell**, **calc**, *calc-p*, *carb-ac*, *caul*, *cimic*,

ferr, *ferr-j*, graph, kali-c, **lach**, led, **lil-t**, *mag-m*, *merc*, *murx*, **nat-m**, *nit-ac*, *nux-m*, **nux-v**, phos, *plat*, *podo*, **sep**, sulf, tarant, *thuj*, tub, ust

vergeßlich:
- nach Koitus: sec
- während der Menses: raph

vermännlichte Mädchen:
carb-v, *nat-m*, petr, plat

vermännlichte Frauen:
fl-ac, sep

Verwirrung:
- vor der Menses: cimic, *sep*
- während der Menses: am-c, cimic, cocc, graph, lyc, phos
- nach der Menses: graph, nat-m

Verzweiflung:
- bei Blutung: *cocc*
- vor der Menses: verat

Wahnidee, schwanger zu sein (und Scheinschwangerschaft):
apis, *caul*, *croc*, *cycl*, ign, *nux-v*, *op*, *puls*, *sabad*, sulf, thuj, *verat*

Weinen:
- vor der Menses: *cact*, con, *lyc*, *phos*, *puls*, sep, *zinc*
- während der Menses: *ars*, cact, calc, caust, *cocc*, *coff*, con, cycl, graph, hyosc, *ign*, ind, lach, lyc, *nat-m*, *petr*, phos, *phyt*, *plat*, *puls*, sec, sep, *stram*, thuj, tub, verat, zinc, zinc-p
- während der Menses und erleichtert nicht: cycl
- nach der Menses: alum, con, lyc, phos, *stram*
- bei unterdrückter Menses: *chen-a*, *cycl*
- *nach Verkehr -> siehe Traurigkeit*

zanksüchtig während der Menses:
cham

zerstreut während der Menses:
calc

Zorn:
- nach Koitus: *calc*, *calc-ars*

– vor der Menses: *sep*
– während der Menses: am-c, cast, caul, cimic, hyosc, kreos

Zwischenblutung:
siehe Blutungen

B. Schwangerschaft

Abneigung:
– gegen Freunde während der Schwangerschaft: *con*
– gegen Gesellschaft während der Schwangerschaft: lach, mosch, nat-m

Abort (und Frühgeburtneigung) drohend:
caul, **puls**, **sep**/*apis*, *arn*, *bell*, *bry*, *calc*, *cham*, *cimic*, *chin*, *cinnm*, *eup-pur*, *ferr*, *helon*, *ip*, *kali-c*, *merc*, *nux-m*, *op*, *plb*, *rhus-t*, *sab*, *sec*, *sil*, *stram*, *tril*, *vib*/ambr, caust kali-m, nux-v, rat
– in den ersten 3 Monaten: *apis*, caul, cimic, croc, *ip*, **kali-c**, *nux-v*, **puls**, **sab**, sec
– in der 6. Woche: ip, sang, *spong*
– in der 8. Woche: *spong*
– im 2. Monat: *apis*, *cimic*, **kali-c**, kali-n, plb, *sab*, *sec*, thuj, tril, vib
– im 3. Monat: *apis*, bell, cimic, *croc*, *eup-per*, *eup-pur*, **kali-c**, *kreos*, *merc*, *nux-v*, plb, **sab**, *sec*, *sep*, *thuj*, *tril*, *ust*
– in frühen Monaten: alco, **apis**, caul, *vib*
– im 4. Monat: **apis**, *eup-pur*, sep
– im 5./6. Monat: ars
– im 6. Monat: crot-h, *lac-c*
– im 5.-7. Monat: kali-c, plb, **sep**
– im 7. Monat: *ruta*, *sep*
– im 8. Monat: cann-i, *puls*
– im letzten Monat: op
– mit Anämie: alet, carb-v, chin, *ferr*, kali-c, kali-n, sec, *sep*, sulf
– durch Anstrengung: *arn*, bry, **erig**, helon, mill, nit-ac, **rhus-t**
– durch Feuchte: dulc
– durch schleichendes Fieber: bapt
– durch Gefühlserregung: *bapt*, cham, **gels**, *op*
– durch Gewitter: nat-c, rhod
– durch Grippe: camph, *gels*
– durch Husten: ip, **kali-br**, *rumx*
– mit profuser Leukorrhoe: calc, *ferr*, **sep**, **sulf**

- durch schlechte Nachrichten: *bapt*, *gels*
- durch Planzenta praevia: *nux-v*, *sab*, *sep*, verat
- mit Plethora: *calc*, ferr, *lyc*, **sab**, sulf
- mit Schwäche: *alet*, caul, chin, chin-s, *helon*, *nit-ac*, sec, *sep*, sil
- mit Spasmen: *cham*, **hyosc**, *ip*

Abort, Folge von:

aur, calend, *caul*, chin, **cimic**, **helon**, **ign**, *kali-c*, *kali-s*, lac-c, *merc*, *nat-m*, *plat*, podo, rheum, sab, sec, **sep**, **staph**, *stram*, sulf

Abort, habitueller (Neigung zum wiederholten):

alet, *apis*, arg-n, asar, aur, *aur-m*, *bapt*, bufo, **calc**, *carbo-v*, *caul*, *cimic*, cocc, *eup-pur*, *ferr*, *helon*, hyosc, **kali-c**, kreos, *lyc*, nux-m, **plb**, *puls*, ruta, *sab*, *sars*, *sec*, **sep**, *sil*, **sulf**, *vib*, *zinc*
- durch Bleivergiftung: **plb**
- durch Depression, plötzliche: **gels**
- durch Furcht: acon
- durch Furcht/Todesfurcht: coff
- durch unterdrückten Kummer: *ign*, nat-m
- durch Schreck: *acon*, cimic, *gels*, *ign*, *op*
- durch Schwäche: alet, helon
- durch Uterusträgheit: alet, *carb-v*, *caul*, chin, cimic, ferr, helon, puls, sab, *sec*, *senec*, ust
- durch Verletzungen: **arn**, bell-p, cinnm, ham, puls, *rhus-t*, *ruta*
- durch Zorn: cham

Absonderung, blutig:

erig, kali-c, phos, rhus-t, ust

Ärger:

nux-m

Afterschmerzen:

- brennend: *caps*
- stechend: *kali-c*

Akne:

bell, sab, sep

Albumin im Urin:

(Kent III/718) **apis**, **ars**, **aur-m**, **calc-ars**, **glon**, **hell**, **lac-d**, **lyc**, **merc**, **nat-ars**, **nat-c**, **nat-p**, **ph-ac**, **plb**, **rhus-t**, **ter** und andere 2- und 1 wertige Mittel

Angst:
acon, ant-t, bar-c, ign, psor, stann

Aufregung:
acon, ambr, asar, cimic, croc, *gels*, *nux-m*

Aufstoßen:
– wie faule Eier: mag-c
– wie Knoblauch: aesc, asaf, mag-m, mosch, sulf, sulf-ac
– sauer: calc, nux-v
– süßlich: nat-m, *zinc*
– wäßrig: acet-ac, dios, *lac-ac*, lob, *nat-m*, *nux-m*, *tab*

Bauch empfindlich:
nux-m, sep

Bauchlage, anfangs:
acet-ac, podo

Bauchschmerzen:
arn, *ars*, *bell*, *bry*, **cham**, *coloc*, *con*, hyosc, *ip*, *kali-c*, lach, **nux-v**, plb, **puls**, sep, verat
– abwärtsdrückend: *kali-c*
– am Nabel: plb
– wie wund: *nux-m*, sep

beklagt sich:
mosch, zinc

Bewußtlosigkeit:
siehe Ohnmacht

Blutung:
alet, *apis*, *arn*, bell, *cann-i*, caul, *cham*, *chin*, cimic, *cinnm*, *cocc*, *croc*, *erig*, gels, goss, helon, ign, *ip*, *kali-c*, **kreos**, lyc, merc, mill, *nit-ac*, **phos**, *plat*, **puls**, *rhus-t*, **sab**, *sec*, **sep**, *tril*
– im 3. Monat: **kreos**, *sab*
– im 1. Teil: nit-ac
– im 5.-7. Monat: **sep**
– im 6. Monat: *cann-i*, erig
– durch Gemütsbewegung: cocc,
mit Schlafmangel
– > im Liegen: *ign*

– nach Schreck: *ign*
– durch Überanstrengung: *cinnm*, *erig*, *nit-ac*

Brust, Kongestion:
glon, *nat-m*, *sep*

Chorea:
caust, *cupr*

Diarrhoe:
alum, am-m, ant-c, apis, cham, *chel*, *chin*, dulc, ferr, gels, hell, hyosc, *iris*, *lac-c*, *lyc*, *nux-m*, nux-v, petr, **phos**, podo, *puls*, *sep*, *sulf*
– mit Rektum-Prolaps: *mez*

Doppeltsehen:
bell, cic, *gels*, petr

Durst:
phos, *verat*

Eiweiß im Urin:
siehe Albumin

Ekel vor Nahrung:
ars, colch, nux-m, sep

Entrüstung:
nat-m

Enuresis (während Schlaf):
ars, bell, canth, caust, clem, kreos, *nat-m*, podo, **puls**, *sep*, *syph*

Erbrechen:
(Kent, Bd. III, S. 458) **asar**, **chel**, **jatr**, **kreos**, **lac-ac**, **nat-s**, **nux-m**, **nux-v**, **sep**, **tab** und andere 2- und 1wertige Mittel
– von Blut: ip, phos, *sep*
– milchig: sep
– Schleim: sulf-ac
– Wasser: sep

Erysipel im Gesicht:
bor

Fluor:
alum, **cocc**, **kreos**, *murx*, *puls*, *sep*

Foetus:
- abgestorben intrauterin: *canth*, **cimic**, *mand*, *puls*, ruta, *sab*
- abnorme Lage: *acon*, *puls*, *tub*
- Querlage: arn
- wie wenn er Platzmangel hätte: plb
- Stillstand der Entwicklung: bar-c, *sec*

Füße, ödematös:
merc-c, *zinc*

Furcht:
acon, *caul*, cimic, con, lyc, lyss, *nux-m*, stann

geisteskrank:
bell, chin, cimic, con, hyosc, ign, lyss, nat-m, nux-m, puls, stram

Gelbsucht:
aur, bry, chel, chion, lept, merc, nat-s, phos, ptel, sulf

Geruchssinn empfindlich:
ars, colch, sep, stann

Geschwätzigkeit:
bar-c

Gesicht:
- aufgedunsen: *merc-c*, *phos*
- aufgedunsen bläulich: phos, *puls*

Gesichtsschmerz:
ign, *sep*, stram

Gesichtszuckungen:
hyosc

Gesicht Chloasma uteri:
card-m, caul, **con**, *ferr*, *lyc*, nit-ac, nux-v, rob, **sep**

Gier/Gefräßigkeit:
mag-m, nat-m, *nux-v*, *petr*, sep

Gliederzuckungen:
- reißend, im Unterschenkel: verat
- reißend, im Fuß: phos

Haarausfall:
lach

Hämorrhoiden:
aesc, *am-m*, ant-c, ars, calc-f, *caps*, *coll*, graph, ham, kali-c, **lach**, **lyc**, mill, *nat-m*, nit-ac, *nux-v*, paeon, sep, *sulf*

Harnblase:
- Entleerung häufig, nachts: podo
- Entleerung unwillkürlich: **ars**, bell, canth, caust, clem, kreos, *nat-m*, podo, **puls**, *sep*, *syph*

Harndrang:
cocc, con, *nux-v*, **phos-ac**, *puls*, sulf
- schmerzhaft: acon, *puls*, sulf

Hautjucken:
chlor, cocc, coll, *dol*, sab, *sep*, *sulf*, tab, tub

Hautkälte:
nux-m

Herpes simplex:
apis, ars, calc-f, canth, dulc, graph, med, merc, nat-m, nit-ac, petr, rhus-t, sars, sep, sulf, tell, thuj

Herz:
- Gefühl, es höre auf zu schlagen: arg-m
- Herzklopfen: *arg-m*, *con*, *laur*, **lit-t**, *nat-m*, *sep*

Hitze im Oberschenkel:
podo

Husten:
apoc, bry, calc, *caust*, cham, *con*, dros, hyosc, ip, kali-bi, kali-br, nat-m, *phos*, *puls*, sab, sep
- nachts: *con*

Hypertonie:
apis, *arg-n*, *aur*, **bell**, crot, *glon*, *lach*, *lyc*, *merc*, nat-m, ph-ac, *phos*, **plb**, **puls**, sec, sep, sulf, sang

Hysterie:
chlol, *gels*

Ischias:
arn, gels, kali-c, kali-m, mag-p, puls, sep

Kälte der Haut:
nux-m

kalte Füße:
lyc, **verat**

Kindsbewegungen:
- aufgehört: caul
- heftig: ars, croc, *lyc*, op, psor, **sil**, *thuj*
- schmerzhaft: *arn*, con, croc, op, puls, **sil**, *sep*
- Schmerz schneidend (mit Urindrang): thuj
- stören den Schlaf: *con*, *thuj*
- bei tympanitischem Leib: psor
- verursachen Gefühl von Rohsein: sec
- verursachen Übelkeit und Erbrechen: *arn*

Konvulsionen:
cedr, *cham*, *cic*, *cupr*, *hyosc*, *lyc*, mill

Kopfvergrößerung, Gefühl von:
arg-n

Kopfschmerzen:
acon, *bell*, *bry*, calc, caps, caust, *cham*, cocc, ferr, hyosc, lac-d, mag-c, nux-m, *nux-v*, plat, *puls*, rhus-t, *sep*, sulf, *verat*

Krampfadern (Varizen):
- Unterschenkel: aesc, arn, bell-p, calc-ars, calc-f, *ferr*, *fl-ac*, *ham*, lach, *lyc*, *lycps*, *mill*, **puls**, *sec*, *sep*, vip-b, *zinc*
- der Beine: acon, apis, *arn*, *ars*, **carb-v**, *caust*, *ferr*, **fl-ac**, *graph*, *ham*, *lyc*, *mill*, *nux-v*, **puls**, *sep*, *zinc*
- der Vulva: siehe Vagina/Vulva

Lähmung des Fußes:
sil

Magenschmerzen:
con, dios, ip
– mit Krampfschmerz: *con*

Magenvölle:
nux-m

Mamma:
– Knoten: calp-p, *fl-ac*, sil
– Schmerzen: *sep*
– Schmerzen brennend und wund: calc-p

Mattigkeit:
calc-p

Menses, während der Schwangerschaft:
asar, cham, cocc, croc, ip, kali-c, kreos, lyc, nux-m, phos, plat, rhus-t, sab, sec

Mundgeschmack:
– nach Blut: *zinc*
– metallisch: merc, zinc
– sauer: *lac-ac*, *mag-c*, ox-ac

Muskelkrämpfe, schmerzhaft:
calc, cham, *cupr*, cupr-ac, cupr-ars, *mag-p*, nux-v, sec, *verat*, vib
– Unterschenkel: *cupr-ac*, *gels*, ham, *vib*
– Waden: *cupr-ac*, *mag-p*, *sep*, verat
– Sohle: **calc**
– Zehen: *calc*

Obstipation:
siehe Verstopfung

Ödeme:
apis, *apoc*, *ars*, aur-m, colch, *dig*, dulc, hell, helon, *jab*, lyc, med, *merc*, *merc-c*, nat-m, **puls**, sanic

Ohnmacht:
bell, *nux-m*, *nux-v*, *puls*, *sec*, *sep*

Ovarialschmerzen:
kali-p, podo, xan

Plazenta praevia:
calc, ip, kali-c, nat-m, nux-v, phos, *sab*, *sep*, sil, verat

Prolaps Vagina:
calc-ars, *ferr*

Reizbarkeit:
cham

Rückenschmerzen:
aesc, berb, bry, calc, *calc-p*, kali-c, led, nux-v, *puls*, rhus-t, staph
- brennend lumbal: rhus-t
- stechend sacral: **kali-c**
- wund lumbal: lyss

Ruhelosigkeit:
acon, ambr, colch, nux-m, verat

Schläfrigkeit:
gels, *helon*, *nux-m*

Schluckauf:
siehe Singultus

Schwäche:
alet, alum, alumn, arn, calc-p, *caul*, *helon*, murx, *puls*, *sep*, *sulf*, *verat*
- der Glieder: calc-p
- der Beine: plb
- der Oberschenkel: *ip*

Schwangerschaft, eingebildete:
apis, *caul*, *croc*, *cycl*, ign, *nux-v*, *op*, *puls*, *sabad*, sulf, thuj, *verat*

Schwellung der Füße:
merc-c, *zinc*

Schweregefühl der Extremitäten:
calc-p

Schwerhörigkeit:
caps

Schwermut:
aur, cimic, helon, lach, *nat-m*

Schwindel:
alet, ars, *gels*, **nat-m**, phos

Sexualtrieb, vermehrt:
bell, lach, merc, plat, puls, stram, verat

Simulation einer Schwangerschaft:
verat

Singultus (= Schluckauf):
cycl, ign, *op*

Sodbrennen:
apis, ars, *caps*, *carb-v*, con, iris, *merc*, nat-c, nat-m, nat-p, nux-v, ox-ac, phos, puls, rob, sep, zinc
– nachts: *merc*

Speichelfluß:
acet-ac, ant-t, *coff*, *helon*, ip, *kali-j*, **kreos**, **merc**

Todesfurcht:
acon

Toxikose:
amm-c, *apis*, ars, camph, cann-i, canth, cupr-ars, glon, hydr-ac, kali-m, lach, phos, *plb*, puls, verat-v

Traurigkeit:
chin, cimic, lach, nat-m, nux-m, *plat*

Trunksucht:
nux-v

Übelkeit:
acon, ail, alet, anac, *ant-c*, *ant-t*, *ars*, **asar**, *bry*, carb-ac, *carb-an*, cast, cimic, cod, *colch*, *con*, *cupr-ars*, ferr, ferr-ars, ferr-p, *hell*, *ip*, *iris*, *jatr*, kali-ars, kali-bi, *kali-c*, kali-p, **kreos**, **lac-ac**, *lac-c*, *lac-d*, *lach*, laur, *lil-t*, lob, *lyc*, *mag-c*, *mag-m*, *merc-i-f*, *nat-m*, *nux-m*, *nux-v*, *ox-ac*, *petr*, *phos*, plat, plb, *podo*, *psor*, *puls*, *sep*, *sil*, staph, sulf, *sulf-ac*, *sym-r*, **tab**, tarant, verat

- durch Riechen von kochenden Speisen: ars, chin, cimic, cocc, colch, lach, nat-m, nux-m, *plat*, *sep*

Uterus:
- Empfindlichkeit: bor, kali-p, lyss, plat
- Schmerzen
  - abwärtsdrängend: *kali-c*
  - als ob alles herauskommen wollte: *kali-c*
  - mit Empfindlichkeit wie wund: *bell-p*, *sil*
  - krampfartig-klemmend: *cupr-ars*
- Schmerz, brennend-krampfartig: *cupr-ars*
- Verletzung: arn, bell-p, ham

Vagina/Vulva, äußeres Genitale:
- Fluor: *cocc*, **kreos**, *murx*, *puls*, **sep**
- Entzündung: alum, ambr, ars, calc, calad, graph, hydr, kreos, med, merc, nit-ac, nux-v, puls, sep, thuja
- Jucken: ambr, bor, *calad*, chlol, *fl-ac*, *helon*, **sep**, urt-u
- Prolaps der Vagina: calc-ars, *ferr*
- Schwellung des äußeren Genitals: *merc*, *podo*
- Vulvavarizen: ambr, *calc*, *carb-v*, *ham*, *lyc*, nux-v, *thuj*, *zinc*

Verlangen nach merkwürdigen Dingen:
lyss, *chel*, *mag-c*

Verstopfung:
agar, *alum*, *ambr*, *ant-c*, *apis*, *bry*, *coll*, coloc, *con*, **dol**, *hydr*, *lyc*, **nat-c**, **nux-c**, *op*, **plat**, **plb**, *podo*, *puls*, **sep**, *sulf*

Verwirrung:
nux-m

Verzweiflung:
nat-m

Weinen:
apis, ign, *mag-c*, nat-m, puls, stann

Zahnschmerzen:
acon, alum, apis, *bell*, *bry*, *calc*, *cham*, *hyosc*, **lyss**, *mag-c*, *merc*, *nux-m*, *nux-v*, *puls*, *rat*, *rhus-t*, **sep**, *staph*, *tab*

Zupfen der Arme:
plb

C. Geburt und Wehen

Albumin im Urin, während, nach der Geburt:
merc-c, ph-ac, *pyrog*

Angst während der Geburt:
acon, ars, cimic, coff, cupr

Atemnot bei jeder Wehe:
lob

Bauchauftreibung, tympanitisch:
- während Wehen: kali-c
- nach Wehen: *lyc*, **sep**

Bauchschmerzen:
- während der Wehen: *sep*
- schneidend bei Wehen: phos, puls
- schneidend in der Nabelgegend: **ip**, **nux-v**

bewußtlos:
siehe Ohnmacht

Blase, urinieren, unwillkürlich:
- nach jeder Wehe: *arn*, *ars*
- häufiges urinieren bei Wehen: *cham*, gels

Blutung:
- während und nach Wehen: acon, alum, apis, *arn*, *bell*, bry, cann-s, *caul*, *cham*, *chin*, *cinnm*, *croc*, **erig**, *ferr*, **ham**, *hyosc*, *ip*, kali-c, kreos, lach, lyc, merc, mill, nit-ac, nux-m, nux-v, ph-ac, **phos**, *plat*, **sab**, **sec**, senec, *tril*, *ust*
- wegen unvollständiger/zurückgebliebener Plazenta: *bell*, *canth*, *carb-v*, caul, *ip*, *kali-c*, mit, *puls*, **sab**, sec, sep, stram
- bei Wehen
  - dunkel: bell, caul, chin, *gels*, *ip*, *sab*, sec, tril, *ust*
  - hellrot: bell, *hyosc*, *ip*, mill, phos, *ust*
  - konstant: *ip*, **nux-m**, *ust*
  - mit Uterus-Trägheit: amm-m, caul, puls, sec, *ust*

Brustbeklemmung bei Wehen:
chin-s

Eklampsie:
siehe Konvulsionen

Empfindlichkeit gegen Geräusche bei Wehen:
bell, bor, *chin*, cimic, *coff*

Frösteln nach den Wehen:
kali-c, *kali-j*

Frost/Frieren während der Wehen:
cycl, ign, **puls**

Furcht:
- während der Wehen: acon, ars, coff, plat
- Todesfurcht: **acon**, ars, *coff*, plat

Gehör überempfindlich während Wehen:
cimic

Gesäßschmerzen behindern Wehen:
kali-c

Harnblase:
- Enuresis nach Wehen: *arn*, **ars**
- Urintröpfeln nach Wehen: *arn*
- Harndrang fehlt: **ars**, bell, calad, **caust**, ferr, hell, *hyosc*, *lac-c*, op, *oxac*, pall, *plb*, *puls*, stann, verat
- Harndrang fehlt bei ausgedehnter Blase: **ars**, *calad*, **caust**, fl-ac, hell, *hyosc*, op, pall, *phos*, *plb*, stann, verat
- Urin geht ungehindert ab: phos
- Überreizung: erig

Hitzewellen im Gesicht bei Wehen:
arn, *bell*, *coff*, *ferr*, *gels*, *op*

Hüften, drückender Schmerz bei Wehen:
cimic

Husten bei schweren Wehen:
kali-c

Hypertonie:
apis, bell, lach, merc, nat-m, ph-ac, plb, puls, sec, sep

Hypotonie:
gels, mosch, verat

Konvulsionen:
bell, *cham*, *cic*, cocc, **hyosc**, **ign**, *ip*, mosch, stram, **verat-v**

Kummer, Folge von:
caust, ign

zu langsame Geburt:
bell, *caul*, *ign*, *kali-c*, lyc, **nat-m**, sec, visc

Muskelkrämpfe, schmerzhafte:
- in den Waden: nux-v
- in den Zehen: cupr

Muttermund:
- spastisch kontrahiert: acon, bell, cact, **caul**, **cimic**, con, **gels**, hyosc, lach, lyc, sec sep, vip
- Rigidität: acon, ant-t, *bell*, **caul**, **cham**, *cimic*, con, **gels**, *ign*, lyc, *nux-v*, *sec*, sep, verat-v

Ohnmacht:
cimic, *coff*, **nux-v**, **puls**, **sec**, sep, *verat*

Plazentaretention:
agn, art-v, *ars*, *bell*, *caul*, **canth**, cimic, croc, ip, *nux-v*, *puls*, **sab**, **sep**

Raserei:
bell

Reizbarkeit:
bell, **cham**, hyosc, nux-v

Rückenschmerzen:
caust, cocc, coff, **gels**, **kali-c**, *nux-v*, *petr*, **puls**
- steigen nach oben bei Wehen: **gels**, *petr*
- schneidend, lumbal, während Wehen: kali-c
- Dorsalregion, stechend bei Wehen: petr

ruhelos:
acon, *arn*, *ars*, camph, coff, *lyc*

Schläfrigkeit bei Wehen:
puls

Schlaf, komatös:
lach

schmerzhaft und lang:
arn

schmerzlos, fast:
goss

schnell, zu schnell:
lyc

Schwermut während Wehen:
cimic, *ign*, lach, nat-m, puls, rhus-t, sulf, verat, zinc

Traurigkeit:
cimic, *ign*, lach, nat-m, puls, rhus-t, sulf, verat, zinc

Übelkeit während Wehen:
ant-t, caul, cham, *cocc*, **ip**, mag-m, *puls*, **sep**

Unruhe, mit:
acon, *ars*, *camph*, *verat*

Verzweiflung während Wehen:
ars, *aur*, *cham*, *coff*

Wahnidee:
- Wehen zu haben: verat
- glaubt zu entbinden: verat

Wehen:
caul, cimic, *coff*, ferr, gels, kali-c, kali-p, *nux-v*, op, puls, rhus-t, *sec*
- Aufstoßen, mit: bor
- abwechselnd mit Blutung: puls
- Bewußtlosigkeit, mit: *cimic*, **nux-v**, *puls*
- Durst, mit: *caul*
- erfolglos: acon, arn, bell, *caust*, cimic, *coff*, eup-pur, gels, goss, **kali-c**, kali-p, mit, nux-v, op, phos, plat, puls, sec, sep, *ust*

- ermüdend: *bell*, cimic, gels, *kali-c*, kali-p, nat-m, op, **puls**, **sec**
- erschöpfend: arn, *caul*, gels, puls, sep, *stann*, *verat*
- falsche Wehen: arn, **bell**, bor, **calc**, **caul**, *cham*, *cimic*, *cinnb*, coff, *con*, *dios*, *gels*, *kali-c*, kali-p, mit, *nux-m*, *nux-v*, *op*, **puls**, sec, sep, vib
- gehen verschlechtert: thuj
- Geräusch verschlechtert: cimic
- hören auf: acon, arn, **bell**, *bor*, bry, cact, calc, *camph*, carb-an, *carb-v*, *caul*, *caust*, *cham*, chin, **cimic**, cocc, *coff*, gels, *graph*, hyosc, ign, **kali-c**, kreos, lach, lyc, mag-c, mag-m, merc, mosch, nat-c, *nat-m*, nux-m, *nux-v*, **op**, phos, plat, **puls**, rhus-t, ruta, **sec**, *sep*, stann, sulf, *thuj*, zinc
  - bei Blutung: *chin*, cimic, puls, sec
  - Gefühlserregung, durch: cimic
  - Geschwätzigkeit, mit: *coff*
  - und Konvulsionen setzen ein: bell, cham, cic, cupr, hyosc, ign, *sec*
  - Krämpfe in den Hüften, durch: cimic
  - Wallungen vom Uterus zum Hals lassen die Wehen aufhören: gels
- Kind, scheint mit jeder Wehe höher zu treten: *gels*, kali-c, puls
- krampfhaft: ambr, *bell*, bor, *bry*, **caul**, **caust**, **cham**, *cimic*, *cocc*, coff, con, cupr, ferr, **gels**, **hyosc**, ign, *ip*, kali-c, lyc, mag-p, nux-m, *op*, plat, **puls**, *sec*, *sep*, stann, vib
  - abwärts gehend: calc, cham, gels, lach
- kurzdauernd: *caul*, *puls*
- langdauernd: cimic, cinnb, kali-c, puls, **sec**
- Lärm verschlechtert: cimic
- Leiste, fühlt sie in der: cimic
- linksseitig: **plat**
- Magen, fühlt sie mehr im Magen als im Uterus: bor, puls
- oben, von der Cervix nach: caul, sep
- Ohnmacht, verursachen: *cimic*, **nux-v**, **puls**
- Ort, werden am falschen Ort gefühlt: cham
- quälend: acon, ambr, arn, aur, bell, **caul**, caust, **cham**, chin, cimic, *coff*, con, **gels**, hyosc, ign, **kali-c**, lyc, nux-v, phos, plat, puls, sec, **sep**
  - möchte fliehen: bell
- Rücken, im: *gels*, petr
- Rücken, im Rücken anfallsweise: cimic, gels, *kali-c*, *nux-v*, *sep*
  - den Rücken hinunter in die Gesäßmuskeln: kali-c
  - durch bis zum Rücken und den Rücken hinauf: *gels*
  - abwärts: nux-v
- Sanduhrkontraktionen: bell, cham, sec
- schießend: *kali-c*

- schießt von der Zervix nach oben: sep
- schmerzhaft, zu: acon, ant-c, arn, *aur*, **bell**, **cham**, *chin*, cimic, cocc, **coff**, *con*, *cupr*, hyosc, *lyc*, mag-c, nat-c, **nux-v**, *phos*, puls, sec, **sep**, sulf
- schneidend von links nach rechts: ip
  - in der Nabelgegend: **ip**
- schwach: aeth, arn, *bell*, bor, bry, calc, *camph*, cann-i, *carb-v*, *carb-s*, *caul*, *caust*, *cham*, chin, **cimic**, cocc, coff, **gels**, goss, *graph*, hyosc, **kali-c**, kali-p, kreos, lyc, mag-c, *nat-c*, **nat-m**, *nux-m*, *nux-v*, **op**, phos, plat, **puls**, rhus-t, *ruta*, sabad, **sec**, sep, stann, sulf, *thuj*, ust, zinc
  - aber Schmerzen im Rücken: kali-c
- Stuhldrang, verursachen: **nux-v**, plat
- starke, außergewöhnlich: acon, ambr, arn, *bell*, **cham**, cimic, *coff*, cupr, con, *nux-v*, puls, rhus-t, sec, **sep**, ust
- träge: *puls*
- Todesfurcht, mit: *coff*
- übermäßig stark: acon, ambr, arn, *bell*, *caul*, caust, cham, cimic, cocc, *coff*, cupr, *nux-m*, nux-v, **puls**, sec
- unerträgliche: *coff*, *thuj*
- unregelmäßige: aeth, arn, *caul*, caust, cham, cimic, cocc, *coff*, cupr, *nux-m*, nux-v, **puls**, sec
- unterbrochen: *caul*, *mag-m*, *plat*
  - durch Krämpfe: *mag-m*
- Unruhe, mit: arn, coff, *lyc*
  - zwischen den Wehen: cupr
- unterdrückt und fehlend: cact, carb-v, caul, cimic, *op*, *puls*, sec
- unwirksam: acon, arn, bell, caul, *caust*, cimic, *coff*, eup-pur, gels, goss, **kali-c**, kali-p, mit, nux-v, op, phos, plat, **puls**, sec, sep, *ust*
- Verzweiflung, treiben zur: *aur*, *cham*
- Wundschmerz, mit: arn, *caust*
- Zerschlagenheitsschmerz, mit: caust
- Zucken, mit: *chin-s*
- erstrecken sich
  - zur Brust: caul
  - zum Gesäß: *kali-c*
  - zum Herz: cimic
  - zur Hüfte: cimic
  - zur Leiste: cimic, thuj
  - nach oben: *bor*, **calc**, **cham**, gels, lyc, puls
  - zum Knie und das Kreuzbein hinauf: phyt
  - zum Oberschenkel: kali-c, vib
  - zum Rücken: gels

D. Wochenbett und die Zeit danach

Abneigung gegen die Gesellschaft nach Geburt:
thuja

Atonia uteri:
alet, alum, ambr, bell-p, *carb-v*, *caul*, *chin*, cimic, *ferr*, goss, *helon*, kali-c, lap-a, plb, **puls**, psor, rhus-t, *sab*, *sec*, senec, sulf, tril, *ust*

Bauchkrämpfe:
arn, *bell*, **bry**, **cham**, hyosc, lach, nux-v, *puls*, *sep*, verat

Blähungen:
nux-m

Blasenlähmung
siehe Lähmung

Blutandrang zum Kopf infolge unterdrückter Lochien:
acon, bell, bry, cimic, lach, sulf

Blutungen:
- nach Geburt: **bell**, **cham**, **ferr**, **ip**, **nit-ac**, **plat**, **sab**/*alum*, *ambr*, *arn*, *cann-i*, *cann-s*, *croc*, *erig*, *ham*, *hydr*, *hyosc*, *ust*/acet-ac, alet, bor, bry, calc, caul, cinnm, chin, cocc, kalm, lyc, merc, mill, nit-ac, nux-m, nux-v, op, ph-ac, plb, puls, rhus-t, sec, sep, tril
- infolge Plazentaretention: bell, *canth*, *carb-v*, caul, *ip*, *kali-c*, nux-v, *puls*, **sab**, sec, sep, stram
- bei Subinvolutio uteri: *kali-j*, lil-t, psor, *sec*, *sulf*, *ust*

Bluthusten im Wochenbett:
acon, *arn*, *chin*, hyosc, ip, *puls*, sulf, tril

Brustkongestion nach uteriner Blutung:
aur-m, *chin*, *phos*

Diarrhoe:
ant-c, dulc, *hyosc*, **rheum**
- durch Kindbettfieber: carb-ac, **pyrog**, sulf
- durch Sepsis: **ars**, *carb-ac*, *carb-v*, *crot-t*, *lach*, *pyrog*, *sulf*

Exanthem, flüchtig im Wochenbett:
bry, *cupr*, *ip*

Fieber, Kindbettfieber:
apis, *arg-n*, arn, ars, *bapt*, bell, *bry*, *carb-s*, cham, cimic, coloc, coff, **echin**, *ferr*, gels, *hyosc*, ign, ip, kali-c, **lach**, **lyc**, mill, *mur-ac*, nux-v, op, phos, plat, **puls**, **pyrog**, **rhus-r**, **rhus-t**, sec, sil, **sulf**, verat, verat-v
- durch Unterdrückung der Lochien: bry, *lach*, *lyc*, mill, puls, **sulf**
- mit Kälte des Handgelenkes: puls

Furcht nach Wehen:
jod

Gesicht:
- blaß: *mez*, sec
- mit gelben Flecken: *crot-h*

Haarausfall:
calc, *canth*, *carb-v*, **lyc**, *nat-m*, *nit-ac*, *ph-ac*, *sep*, sil, **sulf**

Hämorrhoiden:
ham, *ign*, **kali-c**, *lil-t*, *mur-ac*, **nux-v**, *podo*, *puls*, sep, *sulf*

Harnverhaltung:
siehe Lähmung

Hüftschmerzen:
hyper

Hüftschmerzen bei Nachwehen:
sil

Husten nach Entbindung:
rhus-t

Kälte, Frostigkeit:
mez

Krämpfe/Konvulsionen im Wochenbett:
ambr, apis, *arg-n*, ars, art-v, **bell**, canth, *carb-v*, caust, *cham*, **cic**, cimic, *cocc*, *coff*, crot-c, *cupr*, *gels*, *glon*, *hell*, hydr-ac, **hyosc**, *ign*, *ip*, *lach*, *laur*, *lyc*, *lyss*, mag-p, *merc-c*, mosch, *nux-m*, *nux-v*, oena, *op*, *phos*, *plat*, puls, *sec*, **stram**, ter, *verat*, verat-v, zinc
- mit Blindheit: aur-m, cocc, cupr

- mit Blutungen: *chin*, hyosc, *plat*, sec
- nach unterdrückter Milch: agar
- nach unterdrückten Lochien: stram
- mit Schreien davor: *hyosc*, *jod*

Lähmung:
- Blase, Harnverhaltung: *arn*, **ars**, *bell*, canth, **caust**, *equis*, *hyosc*, ign, lyc, *nux-v*, *op*, *puls*, rhus-t, sec, sep, stann, *staph*, stram
- Blase, vollständig nach Geburt, kein Drang: **ars**, canth, **caust**, ferr, *hyosc*, kreos, nux-v, phos, zinc
- allgemein: **phos**, **rhus**-t

Lochien:
- abnormal: *bell*, brom, bry, calc, *carb-an*, coloc, croc, hep, hyosc, nux-v, plat, *puls*, *rhus-t*, **sec**, verat, zinc
- braune: *carb-v*, *kreos*, *sec*
- zu blutig: acon, *arn*, bell, *cham*, *chin*, crot-h, ham, ip, *sec*, tril, *ust*
- dunkle: caul, *cham*, *chin*, *croc*, **kreos**, nit-ac, *plat*, pyrog, **sec**, ust
- dünne: bell, *carb-an*, cimic, lach, *pyrog*, *rhus-t*, *sec*, ust
- eitrige: *chin*, *lach*, sulf
- zu faulig: *ars*, *bapt*, *bell*, carb-ac, **carb-an**, *echi*, *kreos*, lach, *pyrog*, rhus-t, *sec*
- klumpige: *chin*, cimic, **kreos**
- zu lange: bell-p, calc, croc, lil-t, rhus-t, *sec*, sep
- milchig: *calc*, nat-m, *puls*, *sep*, sulf
- nachts: *rhus-t*, *merc*, *sec*, sep, *sil*, *ust*
- profus/erschöpfend: brom, *bry*, **calc**, *cham*, *con*, *croc*, *hep*, **plat**, *plus*
- zu reichlich: *cham*, *coff*, *con*, *croc*, *nat-c*, *plat*, *rhus-t*, *sec*, **sil**, *ust*
- scharfe: bapt, *carb-an*, con, *croc*, **kreos**, lil-t, *merc*, *nit-ac*, plat, *pyrog*, rhus-t, *sep*, *sil*
- spärliche: *acon*, *bell*, bry, cham, coloc, dulc, *nux-v*, **puls**, *pyrog*, **sec**, stram, *sulf*
- beim Stillen: **sil**
- teilweise klumpig: **ust**
- übelriechende: acon, *ars*, *bapt*, bell, *bry*, carb-ac, *carb-an*, *carb-v*, *chin*, chin-ars, *crot-h*, *echi*, erig, **kali-p**, **kreos**, *lach*, nit-ac, nux-v, *pyrog*, *rhus-t*, *sal-ac*, **sec**, *sil*, stram, sulf
- unterdrückt: acon, *bell*, **bry**, *camph*, carb-ac, *cham*, *chin*, *cimic*, *coloc*, *dulc*, *hep*, *hyosc*, kali-c, *nux-v*, *op*, plat, psor, **puls**, **pyrog**, *sec*, *sil*, *stram*, **sulf**, *ter*, *verat*, zinc
  - ● durch Ärger: acon, cham, coloc
  - ● durch Erkältung: *acon*, *bry*, *cham*, *cimic*, *dulc*, *puls*, **pyrog**, *sulf*
  - ● durch Erregung: cimic, *ign*

- ● durch Kummer: ign
- ● durch Schreck: acon, ign, *op*
- ● durch Zorn: cham, coloc

- weiße: *nat-m*, *puls*, *sep*
- verlängerte: *calc*, **carb-an**, *chin*, *kreos*, **nat-m**, *plat*, *rhus-t*, **sec**, **senec**, *sulf*
- wäßrig: *carb-an*
- werden wieder blutig, nachdem sie bereits hell waren: alet, *calc*, **erig**, **kreos**, *rhus-t*, **sil**
- wiederkehrende: acon, *calc*, erig, helon, *kreos*, *psor*, *rhus-t*, senec, sulf
- zeitweise aussetzend (intermittierende): *calc*, con, *kreos*, *plat*, pyrog, rhus-t, sulf

Malinvolutio uteri:

bell, bry, *calc*, *carb-v*, *caul*, chin, **cimic**, cycl, *hydr*, *kali-bi*, **kali-br**, *kali-c*, *kali-j*, lil-t, mill, *nat-m*, nat-s, op, plat, podo, psor, **puls**, sab, sec, **sep**, staph, **sulf**, ter, ust

Manie, Geisteserregung übersteigert:

aur, *bell*, *camph*, **cimic**, *cupr-ac*, *hyosc*, *kali-br*, kali-c, *stram*, *sulf*, *verat*

Mannstollheit im Wochenbett:

chin, kali-br, *plat*, verat

Muskellähmung nach Entbindung:

rhus-t

Nachwehen:

arn, *aur*, **bell**, *bry*, *calc*, **cham**, **cimic**, *coff*, *con*, **cupr**, *ferr*, *gels*, **hyper**, *ign*, **kali-c**, *nat-m*, *nux-v*, *podo*, **puls**, **rhus-t**, *ruta*, **sab**, **sec**, *sep*, *sulf*, *vib*, *xan*

- < geringste Bewegung: *bry*
- bei empfindlichen Frauen: cimic, cupr, *gels*, ign, *nux-v*, *op*
- quälende: **cupr**
- schwache: arn, *caul*, **par**, puls
- beim Stillen: *arn*, *cham*, con, *puls*, **sec**, **sil**
- strahlen aus:
  - ● in die Hüften: cimic, sil
  - ● in Waden und Fußsohle: cupr
  - ● in die Leisten: caul, *cimic*
  - ● in die Schienbeine: *carb-v*, cocc
  - ● in die Oberschenkel: *lac-c*

- mit Todesfurcht: **coff**
- unerträgliche: *coff*
- verlängerte: *acon*, arn, calc, *cham*, *coff*, *gels*, *puls*, *rhus-t*, **sec**
- nach Zangenentbindung: *arn*, *bell-p*, *hyper*, *rhus-t*

Ohnmacht im Wochenbett bei Nachwehen
hep, *nux-v*

Plazentaretention:
agn, art-v, *ars*, *bell*, **canth**, carb-v, caul, chin, cimic, croc, gels, *goss*, *hydr*, *ign*, ip, *kali-c*, *nux-v*, plat, *puls*, *sec*, *sab*, **sep**, visc

Plazentaretention nach Fehlgeburt:
sab, sec, *sep*, *verat-v*

Prolaps nach Geburt:
- des Anus: *podo*
- des Uterus: *alet*, bell, helon, *podo*, puls, *rhus-t*, sec, sep
  - nach Zangengeburt: sec

Psychose im Wochenbett:
aur, bar-c, *bell*, *camph*, *cann-i*, *cimic*, crot-h, *cupr*, *hyosc*, *kali-br*, kali-c, *lyc*, *nat-m*, *phos*, **plat**, *puls*, *sep*, *stram*, sulf, *verat*, zinc

Reizbarkeit bei Nachwehen:
nux-v

Rückenschmerzen:
- Coccyx nach Entbindung: tarant
- Sakral nach Zange: **hyper**
- Sakral bei Nachwehen: sulf

schlaflos:
acon, *bell*, **coff**, *hyosc*, *ign*, mosch, *nux-v*, *op*, puls

Schwäche:
alet, **calc**, carb-v, *chin*, ferr, **helon**, **kali-c**, *nux-v*, phos-ac, *sulf*, verat

Schweiße:
acon, **bry**, *chin*, *sulf*, verat

Schwermut:
arg-n, *aur*, aur-m, *cimic*, *con*, ign, *kali-br*, *lach*, *lil-t*, manc, nat-m, *psor*, puls, **sep**, **sulf**, *tub*, *verat*, zinc

Sepsis puerperalis:
arn, ars, echin, *lach*, lyc, *op*, phos, *puls*, *pyrog*, **rhus-t**, *sec*, **sulf**
– durch unterdrückte Lochien: crot-h, lach, lyc, sulf

Sexualtrieb vermehrt:
bell, camph, *chin*, *grat*, *hyosc*, *mosch*, *plat*, tarant, verat, zinc

stilles Wesen/zurückhaltend:
thuj

Traurigkeit:
agn, *anac*, aur, bell, cimic, nat-m, plat, *puls*, *sep*, stram, *verat*

Trunksucht:
nux-v

Verstopfung:
alum, *ant-c*, **bry**, lyc, **nux-v**, op, *plat*, sep

Verwirrung der Geistes (nach Abort):
ruta

Wut/Zorn:
bell, stram

E. Das Neugeborene

Abneigung gegen Muttermilch:
aeth, ant-c, *cina*, lach, merc, nat-c, **sil**, *stann*, stram

Asphyxie:
acon, **ant-t**, *arn*, *ars*, *bell*, **camph**, *carb-v*, chin, *cupr*, *lach*, **laur**, op

Augenentzündung:
apis, arg-n, calc, euphr, kali-s, merc, merc-c, *puls*, sulf, thuja

Blähungskoliken:
alum, *bell*, bry, calc, carc, *cham*, cina, coff, *coloc*, cyprip, diosc, jal, lyc, *mag-c*, mag-m, mag-p, *med*, *nux-m*, nux-v, op, psor, puls, rheum, senn, sulf, thuj, tub

Durchfall:
ant-c, cham, colch, crot-t, ip, merc, nat-c, nux-v, rheum, sec, sulf

Gelbsucht (Ikterus neonatorum):
acon, *bor*, bry, cham, *chel*, **chin**, **lyc**, merc, *nat-s*, op, **phos**, *sep*, *sulf*

Harnverhaltung:
acon, *apis*, *ars*, benz-ac, *camph*, *canth*, *caust*, erig, hyosc, *lyc*, *op*

Hautausschläge:
acon, ars, bell, cham, dulc, hep, lach, lyc, merc, rhus-t, sulf

Kephalhämatom
siehe Verletzung

Mundschleimhautentzündung (Stomatitis):
arg-n, bapt, *bor*, hydr, *kali-m*, *merc*, nit-ac, sulf

Muttermilch-Erbrechen:
aeth, ant-t, ars, calc, calc-p, ferr, ip, lyc, nux-v, puls

Schlaflosigkeit:
acon, bell, bry, calc, calc-p, carc, cham, *coff*, hyosc, nux-v

Schluckauf:
calc, carbo-v, *ign*, *nux-v*

Verletzung:
- Kepalhämatom: **arn**, *calc-f*, chin, *merc*, sil
- Nervenverletzung: hyper, nat-s
- Gelenküberstreckung/-verdrehung (Distorsion): calc, rhus-t
- Schlüsselbeinbruch: ruta
- Schnittverletzung: staph

Verstopfung:
bry, lyc, nux-v, op

F. Mammae und Stillen

Abmagerung der Brüste:
con, *jod*, nux-v

Absonderung aus den Brustwarzen:
phel, phyt, phos

Absonderung von blutigem Wasser:
lyc, *phyt*

Abstillen:
bry, *lac-c*, *phyt*, puls

Abszeß:
apis, bell, *bry*, bufo, *camph*, cist, *crot-h*, crot-t, graph, **hep**, kreos, *lach*, **merc**, **phos**, **phyt**, sars, **sil**, **sulf**, tarant-c
– drohend in alten Narben: **graph**, **phyt**
– Brustwarzen: cast-eq, cham, *merc*, *sil*, *phyt*

Aphten, der Brustwarzen, blutend:
bor

Atrophie der Brüste:
anac, anan, ars, bar-c, *chim*, **coff**, **con**, dulc, **jod**, **kali-j**, *kreos*, lac-d, *nat-m*, *nit-ac*, *nux-m*, onos, plb, sabal, sacc, sars, **sec**

Auswurf, blutig, in der Stillperiode:
ferr

Blutung:
siehe Metrorrhagie

Brustentzündung:
siehe Mastitis

Brustwarzen deformiert:
merc, sil

Diarrhoe:
– nach Abstillen: arg-n, **chin**
– bei Stillenden: *chin*, *rheum*

Ekzem des Gesichts bei Stillenden:
caust, *sep*, staph

Empfindung von Leere nach Stillen:
bor

Entzündung:
siehe Mastitis

Erysipel (Wundrose):
- im Gesicht bei Stillenden: bor
- der Brüste: anan, *apis*, arn, *bell*, cadm, *carb-an*, *carb-s*, *carb-v*, *cham*, coll, graph, *phos*, plan, sulf

Farbe/Verfärbung der Brüste:
- livide: plb
- bläulich-rot: kreos, *lach*
- blau bei Geschwüren: *lach*, phos
- gelb: chel, thuj
  - ● gelbe Flecken: *ars*, carb-v, chlor, lyc, manc, *phos*, *sep*, sulf, tab
- rot: am-c, cocc, led, sabad
  - ● Streifen: bell, phos, rhus-t, sulf
  - ● Brustwarzen: agar, cast-eq, *colch*, *fl-ac*, psor

Fieber, Milchfieber:
bry, **calc**, **cham**, **coff**, **lach**, **ph-ac**, **puls**, **sep**, **sil**/*acon*, *arn*, *chin*, *kali-c*, *phos*, *rhus-t*, *staph*/ars, bell, bor, carb-v, con, dulc, ign, merc, nux-v, op, sulf, zinc

Fisteln der Mammae:
caust, fl-ac, *hep*, *merc*, *phos*, *phyt*, sil
- in den Axillae: *calc*, *sulf*

Geschwüre:
siehe Ulzerationen

Hautausschläge der Mammae:
aster, *caust*, graph, grat, hep, led, lyc, rhus-t, sep, staph, tab, valer
- Blasen: graph
- Furunkel: chin, mag-c, phos
- brennend: ars, grat, phos, rhus-t
- brennend nach Kratzen: grat
- Ekzem: anac

- Herpes: kali-c, staph, tab
- Herpes durch Hitze: staph
- mehlig: petr
- miliar: ant-t, led, staph
- Pickel: agar
- Pickel, stechend: hep
- Pusteln: hep
- rot: rhus-t, staph
- squamös (= schuppig): kali-c, kreos, petr

Hautausschläge der Mammillen:
caust, *graph*, psor, rhus-t, tell
- Ekzeme: graph, sep
- feucht, juckend: *sulf*
- schuppig: *lyc*, *petr*

Husten in der Stillperiode:
ferr

Hypertrophie der Mammae:
calc, *con*, *phyt*

Induration der Mammae (Verhärtungen):
alumn, apis, *aster*, *bell*, *bry*, bufo, calc, calc-p, **carb-an**, *carb-s*, **cham**, *cist*, *clem*, coloc, **con**, *crot-h*, *crot-t*, *cupr*, *dulc*, *graph*, *hydr*, *jod*, *kreos*, *lac-c*, *lyc*, *merc*, nit-ac, *phos*, *phyt*, plb, puls, ruta, *sep*, **sil**, *sulf*, *thuj*, tub, ust, vip
- rechts: *arn*, **con**, *phyt*, vip
- links: **sil**
- nach Abszeß: *con*, *graph*
- in Narben: **graph**
- nach Kontusion: *bell-p*, *con*
- der Mamillen: *bry*, *calc*, *carb-an*, *merc*, sulf
- vor der Menses: *con*, lac-c, sang
- während Menses: carb-an, con

Jucken der Mammae:
agar, alum, anac, ang, ant-c, arn, ars, bar-c, berb, bor, calc, canth, carb-s, carb-v, cast-eq, *caust*, **con**, dulc, hipp, jug-r, *kali-c*, led, lyc, mez, nat-m, nicc, phel, *phos*, plb, rhus-t, sabad, sep, spong, squil, staph, sulf
- zwischen der Mammae: ph-ac
- der Mamillen: agar, anag, con, fl-ac, form, *graph*, hep, onos, *petr*, sars, *sep*, stann, *sulf*, tarant, zinc

Kälte der Mammae:
cimic, *cocc*, dig, *med*, rhus-t
– vor Menses: med
– links: nat-c
– der Mammaeregion: chin-s

Knoten der Mammae:
aster, *bell-p*, *bry*, *bufo*, calc-f, calc-p, calend, *carb-an*, *carb-v*, cham, *chim*, chin, clem, *coloc*, **con**, cund, dulc, foll, *graph*, *jod*, kreos, *lac-c*, *lyc*, mang, *nit-ac*, *phos*, **phyt**, *puls*, ruta, **sil**, sulf, tub
– rechts: *sil*
– links: arum-t, calc-p, lyc
– während der Gravidität: *fl-ac*
– während der Menses: *lac-c*
– purpurrot: *carb-an*

Konstriktionsgefühl der Mammae:
lil-t, sang, stram, verat
– beim Tief einatmen: sang
– links, wenn Kind rechts gestillt wird: bor

Kopfschmerzen durch Stillen:
bell, bry, *calc*, cham, chin, dulc, phos, *puls*, *sep*, *sil*, staph

Krämpfe der Mammae, allmählich zu- und abnehmend:
plat

Lungentuberkulose bei Stillenden:
kali-c

Magenleeregefühl nach Stillen:
carb-an, olean

Magenschmerzen durch Stillen:
carb-v

Mastitis/Entzündung der Mammae:
acon, anan, *apis*, **bell**, **bry**, bufo, *cact*, calc, *carb-an*, *carb-s*, *carb-v*, *card-m*, *cham*, *cist*, clem, *con*, *crot-t*, cur, **hep**, **lac-c**, *lach*, *lyc*, *merc*, *phos*, **phyt**, plb, *puls*, rhus-t, **sil**, *staph*, **sulf**, ust, verat-v
– chronisch: carc, fl-ac, puls, sil, staph
– Mammillen-Entzündung: arn, *cadm*, cann-s, *cham*, helon, med, *phos*, *phyt*, pic-ac, *sil*, sulf

Menses:
- in der Stillperiode: *bor*, *calc*, *calc-p*, chin, *pall*, rhus-t, *sil*
- beim Stillen: pall, sil

Metrorrhagie beim Stillen:
calc, phos, rhus-t, *sil*

Milch:
- Angst, zu wenig Milch zu haben: bry, ign, *nat-m*, puls, sep, sil
- Abstillen, nach: con, puls
- anstelle von Menses: merc
- bitter: rheum
- blutig: bufo, *cham*, *phyt*
- Blut, mit: bufo, *cham*, hep, lyc, *merc*, *sep*, *sulf*
- dünn, zu: *calc-p*, carb-an, cham, *con*, *lach*, lyc, merc, nux-v, *sil*, *tub*
- dünn und blau: acet-ac, *calc*, lach, lyc, puls
- dünn und salzig: calc-p, carb-an
- dünn und wäßrig: *calc*, *con*, *jod*, *plb*, *puls*, *tub*
- dünn, und lange nach Abstillen: *con*
- dick, zu/zäh: bor, *kali-bi*, kali-c, *phyt*
- fehlt: acon, *agn*, apis, *asaf*, *bell*, bor, *bry*, **calc**, calc-p, carb-an, card-m, *caust*, *cham*, *coff*, dulc, *form*, hyosc, *ign*, *jod*, *lac-c*, *lac-d*, lach, lec, merc, *mill*, nux-v, *phyt*, *puls*, rheum, ric, rhus-t, samb, *sec*, stict, sulf, *urt-u*, ust, verat, **zinc**

  ● mit Depression: agn
  ● mit Fieber: **acon**, arn, *bell*, *bry*, **coff**, rhus-t
- fließend, von selbst: acon, ant-t, *bell*, *bor*, *bry*, **calc**, cham, chin, *con*, *jod*, *kali-j*, kreos, lac-c, *lach*, *lyc*, nux-v, *phos*, *puls*, *rhus-t*, *sil*, stann, staph, ust
- gelb: phyt, rheum
- käsig: *bor*, *cham*, *phyt*

- Menses:
  ● vor Menses: cycl, *tub*
  ● während Menses: merc, *puls*, tub
  ● bei unterdrückter Menses: *chin*, cycl, lyc, *merc*, phos, puls, rhus-t, tub
- Nicht-Schwangeren, bei: ars, *asaf*, bell, bor, chim, cycl, lyc, *merc*, phos, **puls**, rhus-t, *tub*, urt-u

- in der Pubertät: merc, *puls*
- reichlich: acon, anan, asaf, **bell**, bor, **bry**, **calc**, chin, con, jod, *nux-v*, phos, **puls**, *rhus-t*, stram

- reichlich mit Depression: chin
- schlecht: acet-ac, *bor*, bufo, **calc**, calc-p, carb-an, **cham**, cina, crot-t, lach, *merc*, nux-v, op, puls, stann
- unterdrückt: agar, agn, aur, **bry**, calc, *carb-v*, **caust**, *cham*, chin, dulc, *hyosc*, *jod*, lac-d, *lach*, *merc*, **puls**, *sec*, *sil*, *sulf*, *urt-t*, verat
- durch Zorn: *cham*
- verschwindet, versiegt: agar, *agn*, *arn*, *asaf*, aur, bry, *calc*, *camph*, *caust*, cham, *chel*, chin, *chion*, coff, **dulc**, hecla, *ign*, *lac-c*, *lac-d*, lyc, merc, mill, *phel*, ph-ac, phos, phyt, *plan*, *plb*
- zäh: siehe zu dick

Mundentzündungen bei Stillenden:
bapt, caul, *helon*, *hydr*

Muskelkrämpfe beim Stillen:
arn, *cham*, *puls*

Narben, alte, in Mammae:
carb-an, *carc*, **graph**, *phyt*, sil

Narben, alte, eiternd:
sil

Prickeln in den Mammae:
sab

Pulsation, Mammae:
bor

Retraktion der Brustwarzen:
siehe zurückgezogen

Risse in den Brustwarzen:
arn, **cast-eq**, **caust**, cur, *fl-ac*, **graph**, *hydr*, *lyc*, *merc-c*, *mill*, **phyt**, **rat**, *sep*, *sil*, *sulf*
- schmerzhafte, vom Stillen: graph, phyt, rat, sep

Rückenschmerzen beim Stillen:
cham, crot-t, phyt, puls, **sil**

schlaffe Mammae:
bell, cham, **con**, **jod**

Schlaflos nach dem Stillen:
cimic, cocc, coff

Schmerz, Mammae:
ambr, apis, aster, **bell**, *bell-p*, *bry*, *bufo*, cact, calad, *calc*, calc-p, *canth*, *carb-an*, carb-v, *cham*, chin-ars, cimic, clem, *coloc*, **con**, cycl, *dulc*, eupi, hydr, jod, kali-bi, kreos, *lac-c*, lil-t, lyc, med, **merc**, mosch, murx, nit-ac, *phel*, *ph-ac*, *phos*, *phyt*, plb, psor, rheum, *rhus-t*, **sil**, stann, stram, *sulf*, sumb, *tub*, verat, zinc
- links: aster, calc, chin-s, *lach*, *lil-t*, mosch, ph-ac, sil, staph
  - bei Husten: con
  - während Menses: ust
- rechts: calc, colch, grat, *ign*, **phel**, sang, zinc
- nachts: bufo
- morgens: *lil-t*
- nachmittags: sang
- abends: *con*, *lac-c*
- Armheben, beim: bry
- ausstrahlend zum Rücken: phel, phyt, plb
- Brustwarzen: *calc-p*, crot-t, cur, ferr-i, *graph*, *helon*, **lac-c**, lach, *merc-c*, sang, sulf, thuja, zinc
  - morgens: rhus-t
  - abends: con, ferr, jod
  - beim Abstillen: dulc
  - Kleider, bei Berührung der: **cast-eq**, *con*, **crot-t**, *lac-c*
  - während Menses: helon
  - nach Menses: berb, thuja
  - Atmen, beim: sulf
  - ausstrahlend über gesamten Körper: *phyt*
  - ausstrahlend zur Schulter: con, bell, crot-t, rhus-t
  - beim Stillen: **crot-t**, *merc-c*, *nux-v*, **phyt**
- Druck verschlimmert: plb
- Frost, nach: ign
- geleert, sobald: *bor*
- Husten, während: con
- Liegen, beim: bell
- Menses
  - vor Menses: bry, **calc**, canth, **con**, helon, kali-c, kali-s, **lac-c**, mag-c, merc, murx, nux-v, puls, sang, spong, tub
  - während Menses: calc, *con*, dulc, helon, indg, *lac-c*, *merc*, *phel*, *phos*, phyt, sang, syph, thuj, zinc
  - während Menses unterm linken Arm, weckt sie nachts: graph
- Mammae, in der anderen, beim Stillen: bor

– Mammae, wie mit einer Schnur, wenn das Kind trinkt: **crot-t**
– Mammae, während unterdrückter Menses: zinc
– Milchgängen, in den, beim Stillen: **phel**
– schneidend, beim Stillen: **sil**
– Schwangerschaft, während: *sep*
– stechend
  ● bei Milchabgang: *kali-c*
  ● beim Stillen: *calc*, **sil**
– Steigen, beim: bell, calc, carb-an, *hep*, *lac-c*, lyc, nit-ac, phos, tub
– Stillen, beim: *crot-t*, *phyt*, *puls*, *sil*
– Stillen, mit wandernden Schmerzen: *puls*
– Stützen der Brüste bessert: bry, lac-c, phyt
– Treppenstufe, bei jeder: *con*
– Umgebung der Mammae: berb, chel, lac-ac, **nat-s**, ran-s, rhus-t
  ● abends: ran-s
– unter den Mammae: carb-v, cimic, eup-per, lach, *puls*, *ran-b*, ust, zinc
  ● rechts: hura, phos
  ● links: *aster*, cimic, con, puls, samb, ust
  ● Husten, während: mosch
  ● Klimakterium, während: *cimic*
  ● während der Schwangerschaft: *cimic*
  ● ausstrahlend zu den Fingern: aster
– wandernd: *puls*
– Wehtun, wenn sie leer ist: *bor*

Schwäche bei der Stillenden:

calc-p, *carb-an*, **chin**, oleand, *ph-ac*, *phos*

Schweiße:

arg-m, arn, bor, calc, hep, kali-n, lyc, plb, rhus-t, sel, sep
– morgens: bor, cocc, graph, kali-n
– nachts: agar, bar-c, calc, kali-c, lyc, sil, stann, sulf
– zwischen den Brüsten, foetid: nux-m
– Sternum: **graph**

Schwellung der Mammae:

apis, arn, ars-j, asaf, aur-s, *bell*, brom, *bry*, bufo, *calc*, *carb-an*, *cham*, *crot-t*, *clem*, *con*, *cupr*, cur, cycl, *dulc*, graph, *helon*, *hep*, *lac-c*, *lach*, lyc, lyss, *merc*, merc-c, naja, nat-c, oci, onos, *phos*, *phyt*, psor, **puls**, *rhus-t*, sab, samb, **sil**, *sulf*, tarant, vip, *zinc*
– Brustwarzen, Schwellung der: *cham*, *lach*, lyc, merc, **merc-**c, phos, sulf
  ● rechts: *fl-ac*, sulf

- ● morgens: fl-ac, sulf
- heiß: *bell*, bry, *calc*, *merc*, *phos*
- Menses
  - ● vor: *calc*, con, kali-c, *kali-s*, *lac-c*, murx, *tub*
  - ● während: calc, cham, con, dulc, helon, lac-c, thuj, tub
  - ● nach: cycl
  - ● anstelle von: rat
- Milchsekretion, mit: *asaf*, *cycl*, *tub*
- Narbenschwellung: *graph*, phyt, **sil**
- uterinen Schmerzattacke, bei jeder: nux-v

Stillen verschlechtert allgemein:
(Kent, Bd. I, S. 524) **bell**, **bry**, **calc**, **calc-p**, **cham**, **chin**, **dulc**, **merc**, **ph-ac**, **puls**, **sep**, **sil**, **sulf** und andere 2- und 1 wertige Mittel

Taubheit:
graph

Taubheit der Brustwarzen:
sars

Trockenheit der Brustwarzen:
cast-eq

Tumor:
- der Mammae: calc-j, *carb-an*, **con**, *cond*, kali-i, *lach*, *phos*, *phyt*, *sang*, sec, *sil*, staph
- der Mammille: carb-an
- durch Verletzung: arn, bell-p, con

Ulzeration:
- der Mammae: *calc*, calend, *hep*, *phos*, **phyt**, **sil**, sulf
- der Brustwarzen: *calc*, **cast-eq**, cham, *merc*, *sil*, sulf

Uterusschmerz beim Stillen:
arn, *cham*, puls, sec, **sil**

Verhärtungen:
siehe Induration

Wahn, ein Kind zu stillen:
atro

weint während des Stillens:
lac-c, **puls**

Wundheit der Brustwarzen:
alumn, anac, arg-n, **arn**, *calc*, calc-p, cast-eq, **caust**, **cham**, crot-t, dulc, **fl-ac**, *graph*, *ham*, *hell*, hyper, **ign**, *lyc*, *merc*, *nit-ac*, *nux-v*, phos, **phyt**, **puls**, sang, *sep*, *sil*, **sulf**, zinc

Wundrose:
siehe Erysipel

Zahnschmerzen bei Stillenden:
acon, ars, bell, *calc*, coff, dulc, mag-c, merc, *nux-v*, phos, *staph*, sulf
– während des Stillens: *chin*

Zittern nach Stillen:
olean

Zucken der Brüste:
croc

zurückgezogene Brustwarzen (Inversion/Retraktion):
carb-an, con, cond, hydr, lap-a, nux-m, **sars**, *sil*, tub

G. Säuglinge/Kinder

1. physische Entwicklung

Abmagerung/Marasmus:
abrot, alum, ant-c, *arg-n*, **ars**, **ars-j**, bar-c, bar-j, bor, **calc**, **calc-p**, *carb-v*, caust, china, **cina**, *hydr*, jod, kali-c, *kreos*, *lyc*, *mag-c*, **nat-m**, *nux-m*, *nux-v*, *ol-j*, *op*, petr, *phos*, *plb*, *psor*, *puls*, sars, *sep*, **sil**, **sulf**, sulf-j

Analprolaps:
ferr, *hydr*, *nux-v*, *podo*

Aphten, ausbreitend:
bor, bry, *kali-m*, **merc**, *mur-ac*, nat-c, *nat-m*, *nux-m*, *nux-v*, plan, sacc, sulf, **sulf-ac**

Aphten, bluten leicht:
bor, *lac-c*

Aphten, rezidivieren:
nat-m

Asthma:
acon, ambr, **cham**, **ip**, kali-br, kali-j, *mosch*, **nat-s**, nux-v, psor, **puls**, **samb**, stram, sulf

Atmung, plötzlich unterbrochen:
cham

Augenentzündung:
acon, alum, **apis**, *arg-m*, *arg-n*, **ars**, arund, bell, bry, **calc**, *cham*, *dulc*, *euphr*, *hep*, *ign*, *lyc*, *merc*, *merc-c*, **nit-ac**, *nux-v*, **puls**, *rhus-t*, *sulf*, **thuj**, zinc
- des Neugeborenen: arg-n, calc, euphr, hep, merc, *nat-m*, puls, sulf, syph, *thuj*

Aussehen:
- Gesicht blaß: ars, calc, calc-p, ferr, graph, lach, mag-c, nat-m, nit-ac, sulf, tub, zinc
- Gesicht greisenhaft: arg-n, ars, calc, chin, lyc, nat-m, sulf
- Gesicht gelblich-erdig: ars, chin, crot-h, merc, nux-v, sep, sulf
- Aussehen zart, schwächlich, kränkelnd: brom, calc-p, *caust*, irid, *lyc*, mag-c, phos, psor
- Bauch aufgetrieben: **bar-c**, **calc**, **caust**, *cina*, cupr, mag-p, senna, sil, staph, **sulf**
- Bauch hart: calc, sil
- Bauch vergrößert: **bar-c**, **calc**, cupr, mag-m, *psor*, sanic, *sars*, **sil**, **sulf**
- Bauch vergrößert bei Marasmus: **calc**, *sanic*, *sars*

Blähungskoliken:
alum, asaf, *bell*, bry, calc, calc-p, carb-v, carc, *cham*, **coloc**, cupr, *dios*, ign, jal, *lyc*, *mag-c*, mag-m, mag-p, med, nux-v, psor, sep, stann, staph, sulf, syph, thuj, tub, verat

Blut, sickert aus Nabel:
calc, *calc-p*, nux-m, **sil**

Daumenlutschen:
ip, *calc*, calc-p, *cham*, kali-p, lyc, nat-m, phos, sil, tarant

Diarrhoe:
(siehe Kent, Bd. III, S. 609)
- bei Schulmädchen: *calc-p*, *ph-ac*
- bei Säuglingen: cham, colch, ip, merc, rheum, sec, sulf

Entwicklungshemmungen:
agar, bac, *bar-c*, bor, *calc*, **calc-p**, carc, caust, chin, cupr, des-ac, kali-c, kreos, lac-d, *med*, *nat-m*, nep, ph-c, *phos*, pin-s, *sil*, sulf, thyr, vip

Entwicklungsrückstand:
siehe Retardierung

Entwicklungsverspätung:
- offene Fontanelle: *apis*, **calc**, **calc-p**, *ip*, *merc*, *sep*, *sil*, *sulf*, *syph*
- spät laufen: *agar*, *bar-c*, bell, **calc**, **calc-p**, **caust**, *nat-m*, nux-v, *sanic*, *sil*, sulf
- spät sprechen: agar, bar-c, bell, bor, calc, *calc-p*, caust, **nat-m**, nux-m, ph-ac, phos, sanic, sil, sulf, tub

Erbrechen:
- bei Keuchhusten: *ant-t*, carb-v, coc-c, cupr-ars, *dros*, ferr-p, **ip**, kali-br, meph
- bei Masern: **ant-c**
- bei Scharlach: ail, *bell*
- bei Zahnung: calc, bism, hyosc, phyt
- nach Zorn: **cham**, **coloc**, **nux-v**, valer

Erysipel (Wundrose):
acon, apis, ars, bell, graph, lach, rhus-t, sulf

Exanthem:
acon, *bry*, *cham*, ip, sulf

Fettleibigkeit, Fettsucht:
ant-c, *bad*, bar-c, bry, **calc**, caps, *ferr*, *graph*, *kali-bi*, kali-c, nat-m, nat-s, nux-v, puls, phos, sacc, seneg, sil

Fluor bei Mädchen:
aspar, **calc**, cann-s, *carb-ac*, **caul**, caust, **cina**, **cub**, *hydr*, **merc**, *merc-if*, mill, *puls*, senec, **sep**, syph

Gerstenkorn:
calc, *graph*, *puls*, sulf, **staph**, thuj

Hals, jede Erkältung schlägt auf die Mandeln:
alum, bar-c, calc-p

Harndrang, schmerzhaft:
- Kind greift an Genitalien: **acon**, merc
- Kind schreit: **bor**, lach, *lyc*, *nux-v*, **sars**
- Kind springt auf und ab, wenn es nicht sofort nachgeben kann: petros
- Harndrang, vergeblich: *acon*, *apis*, camph, eup-pur, *lyc*

Harnverhaltung
siehe Lähmung/Blase

Haut, Jucken, < Schweiß:
mang-m, merc, mur-ac, nat-m, rhod

Haut, wund bei Kindern:
ant-c, bar-c, bell, *calc*, **cham**, *chin*, ign, kreos, *lyc*, *med*, *merc*, puls, *rhus-t*, ruta, scil, sil, **sulf**

Hernie:
- Leisten: **aur**, lyc, **nit-ac**, nux-v, sulf, verat
- Leisten links: cocc, nux-v
- Leisten rechts: aur, lyc
- Femoralis: lyc, **nux-v**
- Nabel: *calc*, *lach*, *nux-m*, **nux-v**, *op*, plb, sulf

Hoden zurückgezogen:
(siehe Kent, Bd. III, S. 744)
- Hodenhochstand: *bar-c*, *berb*, *calc*, *canth*, **clem**, *nux-v*, *plb*, *rhod*, *stram*, *zinc* und andere 1wertige Mittel

Husten, krampfhaft:
- chronisch, trocken, bei schmächtigen Jungen: **lyc**
- bei skrofulösen Kindern: **bar-m**
- wird steif und blau: **ip**, **sulf**
- wenn Kind bei Schnee im Freien war: sep

Hydrocele:
(siehe Kent, Bd. III, S. 746) **apis**, **graph**, **jod**, **puls**, **rhod**, **sil** und andere 2- und 1wertige Mittel

Hydrocephalus:
apis, arn, bell, bry, hell, jod, merc, op, sulf, tub

Ikterus neonatorum:
acon, *bor*, bry, cham, *chel*, **chin**, **lyc**, merc, *nat-s*, op, sep, *sulf*

Karies, vorzeitig bei Kindern:
calc, *calc-fl*, *calc-p*, coff, *fl-ac*, **kreos**, **staph**

Keuchhusten:
bell, bry, *carb-v*, cina, *coc-c*, corr-r, *cupr*, **dros**, *ip*, kali-c, *meph*, op, pert, seneg, *tub*, verat

Krupp:
acon, *brom*, **hep**, jod, phos, *spong*

Kryptorchismus:
calc, calc-p, cur, thyr

Lähmung der Blase, Harnverhalten:
acon, **apis**, *art-v*, bell, *benz-ac*, calc, *caust*, *cop*, *dulc*, eup-pur, ferr-p, *gels*, ip, *op*
– jedesmal, wenn sich das Kind erkältet: **acon**, cop, *dulc*, puls, sulf

Lebervergrößerung:
calc-ars, nux-m

Masern:
acon, *bell*, *bry*, *gels*, hell, ip, merc, morb, **puls**, stict, *sulf*, verat, *zinc*

Meningitis:
acon, *apis*, bell, bry, gels, *hell*, hyos, phos, puls, stram, *zinc*

Milchschorf:
ars, bar-c, calc, dulc, graph, lyc, merc, mez, rhus-t, sulf, tub, viol-t

Mumps:
apis, *bar-c*, bar-m, bell, brom, kali-c, merc, puls, rhus-t, sil (und siehe Parotitis)

Mund, steckt alles in den:
calc, merc, *sulf*

Mundsoor:
bor, calc, *kali-chl*, lyc, merc, nat-c, sulf

Muttermilch:
- *Abneigung:* ant-c, ant-t, *cina*, lach, merc, nat-c, rheum, **sil**, *stann*, stram
- *Erbrechen von:* acet-ac, *ant-c*, calc, nat-c, phos-ac, sanic, *sil*, valer
- *Kind verweigert: bor*, *calc*, *calc-p*, cina, lach, *merc*, *sil*, *mag-c*, *stann*
- verschlimmert: acet-ac, ant-c, *bor*, calc, **calc-p**, *cina*, lach, *merc*, *nat-c*, *ph-ac*, *sanic*, **sil**, stann, stram, tub, *valer*

Nabelbluten:
siehe Blut

Nabelgranulom:
sil, *thuja*

Nasenbluten:
bell, calc, carb-v, chin-s, *croc*, **ferr**, **ferr-p**, *ham*, merc, mill, **phos**, *sil*, **ter**
- bei Fieber: bry, carb-v, **ferr-p**, ham, meli, phos
- bei Frost: bell, bry, calc, kreos, puls, rhus-t

Nasenflügelatmung bei Pneumonie:
am-c, *ant-t*, *kreos*, **lyc**, *phos*, *sulf*

Parotitis (+ Mumps):
- links: **brom**, *con*, *lach*, **rhus-t**, *sulf-ac*
- rechts: am-c, **bar-c**, *bar-m*, **bell**, *calc*, carb-an, graph, *kali-bi*, kali-c, *merc*, nit-ac, plb, sep, stram

Penisverletzungen:
arn, calend, *hyper*, mill, rhus-t, staph

Phimose/Paraphimose:
apis, bell, euphr, *merc*, nat-m, nit-ac, ph-ac, rhus-t, sabad, sep, sulf, thuj, zinc

Retardierung:
- körperlich: bar-c, calc, calc-p, calc-s, med, sil, sulf, thuj, zinc
- geistig: abrot, agar, ambr, **arg-n**, **bar-c**, *bar-m*, bufo, **calc**, **calc-p**, calc-s, *carb-s*, carc, hell, jod, lach, *lyc*, med, merc, puls, sil, stram, sulf, *syph*, tub, verat

Röteln:
acon, **bell**

Scharlach:
acon, ail, apis, ars, bar-c, **bell**, hell, hep, lach, lyc, merc, phos, rhus-t, sulf, tub

Schmerzen, Magen, besser rückwärtsbeugen:
bell, bism, caust, dios, kali-c

Schläfrigkeit, bei Schülern:
gels

Schlaf, tief:
cupr, phos-ac

Schlaflosigkeit:
- Kind muß gewiegt werden: cina
- Kind muß getragen werden: cham
- Einschlaf gestört: ambr, arn, carc, coff, cyprip, lach, mag-c, phos, puls, rhus-t, sulf
  - wegen Ärger: staph
  - wegen Beinwärme: zinc
- nach Erregung: ambr, arg-n, coff, hyosc, lach, lyc, nux-v, puls, sep
- frühes Erwachen: kali-c, nit-ac, nux-v, ptel, sulf
- Einschlafen gut – mehrfaches Erwachen: ars, carc, ferr, lach, nat-m, nux-v, sep, sil, sulf
- wegen Furcht und Angst: ars, caust, nat-m
- wegen Gedankenandrang: ars, calc, carc, *coff*, *chin*, hep, *hyosc*, *nux-v*, puls, staph, sulf
- wegen allgemeiner Lebhaftigkeit: calc, lach, stann, sulf
- wegen geistiger Überbeanspruchung: ars, hyosc, kali-p, lach, lyc, phos, phos-ac
- bei Zahnung: acon, bell, bor, calc-br, *cham*, coff, cyprip, *gels*, ferr, mag-c, phos, phyt, ter

Schluckauf nach dem Trinken:
calc, carb-v, *ign*, nux-v

Schlafwandeln (Somnambulismus):
(siehe Kent, Bd. I, S. 86) **acon**, **nat-m**, **op**, **phos**, **sil**, **sulf** u.a. 2- und 1wertige Mittel

Schnarchen:
(siehe Kent, Bd. III, S. 345) besonders: bar-c, **lac-c**, **op** (u.a. Mittel)

Schniefen der Kinder:
am-c, *asc-t*, *aur*, aur-m, dulc, elaps, **lyc**, **nux-v**, puls, **samb**, stict

Schreien bei Kindern:
anac, *apis*, bell, benz-ac, *bor*, calc, *calc-p*, *cham*, *cina*, coff, cupr, dor, dulc, *hell*, *ign*, ip, kali-br, *kreos*, **lac-c**, lyc, *rheum*, *senn*, stram
- bei Berührung: ant-c, ant-t
- um Hilfe: camph, ign, kali-c, laur, plat
- beim Stuhlgang: bor, *kreos*

Schwäche:
bar-c, bell, calc, lach, *lyc*, nux-v, sil, *sulf*

Schwerhörig:
- *nach Masern:* arg-n, asar, *carb-v*, *merc*, **puls**, *sil*, spig, *sulf*
- *nach Scharlach:* aur, **carb-v**, *crot-h*, *graph*, *hep*, *lach*, *lyc*, *nit-ac*, *puls*, *sil*, *sulf*
- nach Erkältung: ars, bell, *elaps*, lach, *led*, mag-c, merc, **puls**, sil
- durch Tubenkatarrh: **asar**, **calc**, caps, gels, *jod*, **kali-s**, lach, *mang*, nit-ac, **petr**, **phos**, rhus-t, *sil*, **sulf**

Striktur, Tränenkanal:
arg-m, calc, euphr, *fl-ac*, graph, hep, *nat-m*, *puls*, *rhus-t*, **sil**

Stuhl:
(und siehe Kent, Bd. III, S. 651ff.)
- wie Reiswasser: camph, cupr, verat
- wie weiße Kreide: calc, ign, mag-c, podo, sanic
- wäßrig grün: cham, grat
- wie Froschlaich: mag-c

Urin:
(und siehe Kent, Bd. III, S. 71 5ff.)
- grünlich: camph, corr, merc
- dunkelbraun: chel, lyc, sep
- dunkelgelb: chel
- riecht wie Fisch: bufo, sanic
- riecht wie Pferdeurin: nat-c, nit-ac

Varizen auf den Tonsillen:
aesc, *bar-c*, *bar-m*, *ham*, *lach*

Verdauungsstörungen akut:
aeth, chin, **ip**, *nux-v*, *puls*

Verstopfung/Darm:
- der Neugeborenen: **nux-v**, **op**, *sulf*, *zinc*
- der Flaschenkinder: *alum*, *bry*, mag-m, mag-p, nat-p, *nux-v*, op, sulf
- während Zahnung: **bry**, mag-m, **nux-v**

Verstopfung der Nase:
- chronisch: bry, **calc**, *con*, fl-ac, sars, sel, *sil*, *sulf*
- nach jeder Erkältung: *sil*
- bei Kindern: amm-c, *ars*, asc-t, *carb-v*, cham, dulc, *nux-v*, *samb*
- bei Säuglingen: aur, cham, dulc, *kali-bi*, **lyc**, **nux-v**, puls, *samb*, *stict*

Wachsen, zu schnell:
calc, *calc-p*, ferr, ferr-ars, irid, jod, kreos, **ph-ac**, phos

Windpocken:
acon, ant-t, merc, mez, rhus-t, sulf

Zahnung erschwert:
(siehe Kent, Bd. I, S. 423, S. 529 und Bd. III, S. 221, S. 375, S. 621, und Barthel/Klunker, Bd. II, S. 154) bell, calc-p, calc-sil, carc, cham, cina, cupr, hep, kreos, mag-c, mag-p, phyt, podo, rheum, stann, staph, sulf, syph
- *mit Durchfall:* (siehe Barthel/Klunker, Bd. II, S. 155) **calc**, **cham**, **dulc**, **ferr**, **rheum**, **sil** u. a. 2- und 1wertige Mittel
- *Erbrechen bei:* bism, calc, hyosc
- *Konvulsionen bei: acon*, *aeth*, art-v, *bell*, **calc**, **cham**, *cic*, *cina*, *cupr*, *ign*, *kreos*, merc, *podo*, *stann*, *stram*
- *langsam:* aster, **calc**, calc-f, **calc-p**, cham, fl-ac, mag-c, mag-m, merc, *nep*, phos, **sil**, sulf, thuj, **tub**

Zahnschmerzen:
acon, *ant-c*, *bell*, *calc*, **cham**, **coff**, ign, *merc*, nux-m, *puls*, rheum, staph

Zahnverfall, vorzeitig:
calc, *calc-f*, *calc-p*, *fl-ac*, **kreos**, **staph**, syph

2. Psychische Entwicklung

allein gelassen werden, will:
ant-c, ant-t, aur, hell, helon, hipp, *jod*, lil-t, sulf

anfassen, muß alles:
bell, cina, hyosc, merc, sulf, thuj

Angst/Furcht bei Kindern:
acon, **ars**, **bar-c**, bor, *calc*, calc-p, **carc**, *caust*, *cina*, *gels*, *kali-c*, **lyc**, **phos**, **puls**, stram
- vor passiver Bewegung: *bor*, lach, psor, sep
- vor Abwärtsbewegung: **bor**, calc, cupr, gels, hyper, lac-c, lil-t, *sanic*, sil, zinc
- wenn allein: arg-n, **ars**, caust, *dros*, hep, *kali-br*, kali-c, *mez*, nit-ac, **phos**, *rhus-t*, *sep*, tab, zinc
- vor Aufwärtsbewegung: ars, calc, spig, spong
- vor dem Arzt: acon, ars, cham, iod, lyc, nux-v
- vor Dieben: alum, anac, *arg-n*, **ars**, aur, bell, *con*, *ign*, *lach*, mag-c, mag-m, *merc*, nat-c, **nat-m**, sanic, sil, sulf, verat, *zinc*
- Erwartungsangst: **arg-n**, carc, **gels**, **med**, tub
- im Fieber: **acon**, **ambr**, **ars**, **bar-c**, **bar-s**, **ip**, **sep**, **tub** u.a. 2- und 1wertige Mittel
- vor Fremden: ambr, **bar-c**, carb-v, caust, cupr, **lyc**, stram, thuj
- vor Geistern, nachts: *acon*, ars, *carb-v*, chin, chin-ars, *lyc*, *puls*, ran-b, *sulf*
- vor Gewitter: bell, bor, *bry*, *calc*, **calc-p**, carc, caust, *coloc*, con, cycl, dig, *gels*, graph, hep, lach, lyc, *merc*, *nat-c*, *nat-m*, *nit-ac*, **phos**, psor, *rhod*, *sep*, sil, **staph**, sulf
- beim Hinlegen, Gewiegt werden, Schaukeln: *bor*
- vor Menschen: anac, aur, **bar-c**, caust, chin, cupr, *lyc*, nat-m, puls, sep, staph, stram
- vor Menschenmengen (Platzangst): acon, arn, ars, aur, bar-c, calc, caust, gels, ferr, graph, lyc, nat-m, nux-v, phos, puls
- vor Nadeln (vor spitzen Gegenständen): apis, nat-m, **sil**, spig
- nachts, im Dunkeln (pavor nocturnus): *acon*, arg-m, arg-n, **ars**, **bor**, *calc*, *carc*, caust, *chlor*, chol, *cina*, **kali-br**, *kali-p*, **phos**, *stram*, **tub**, zinc
- durch Schmerz: nat-c
- vor Tieren: **bell**, bufo, **calc**, carc, caust, **chin**, hyosc, *stram*, **tub**
  - ● vor Hunden: bac, **bell**, bufo, *calc*, carc, *caust*, **chin**, *hyosc*, lac-c, lach, lyss, merc, nat-m, nat-p, phos, plat, *puls*, sep, sil, *stram*, sulf, *tub*
  - ● vor Insekten: **calc**, lyc, *nat-m*, phos
  - ● vor Mäusen: **calc**, colch, mag-m
  - ● vor Schlangen: bell, calc, cench, elaps, hep, **lac-c**, *lach*, ruta, spig
  - ● vor Spinnen: calc, carc, ign, *lac-c*, nat-m, phos, psor, sep
- durch Träume, schreckliche, beim Erwachen: *ars*, *nat-m*, *spong*
- vor Wasser: bell, hyosc, lach, lyss, phos, stram
- beim Zahnen: kali-br

Ansehen, Abneigung gegen:
ambr, **ant-c**, **ars**, *cham*, *chin*, *cina*, hell, *jod*, kali-br, mag-c, **nat-m**, nux-v, rhus-t, sil, stram, sulf, tarant, **tub**

arbeitsscheu:
siehe Faulheit

Aufregung unerträglich:
cina, cupr

beißen:
bell, hyosc, *stram*, *tub*

Berührung, Abneigung gegen:
acon, **agar**, **ant-c**, *ant-t*, **arn**, ars, asar, *bell*, *bry*, calc, camph, **cham**, chin, cina, cocc, coff, colch, cupr, gels, hell, jod, **kali-c**, *kali-j*, *lach*, mag-c, *med*, merc, mez, nux-v, plb, sanic, *sil*, stram, **tarant**, *thuj*, verat

beschimpfen ihre Eltern:
am-n, hyosc, lyc, nat-m, plat

Bettnässen:
(siehe Kent, Bd. III, S. 675) **apis**, **arg-n**, **arn**, **ars**, **bell**, **benz-ac**, **caust**, **equis**, **ferr**, **graph**, **kreos**, **lac-c**, **mag-p**, **nat-m**, **nit-ac**, **puls**, **rhus-t**, **sep**, **sil**, **staph**, **sulf**, **tub** u.a. 2- und 1wertige Mittel

bösartig:
ars, bell, calc, cocc, cupr, cur, hep, hyosc, lac-c, lach, lyc, nat-m, nit-ac, nux-v, stram, syph

Eifersucht:
apis, *ars*, aur, calc-p, *hyosc*, *lach*, lyc, mag-c, nat-m, nux-v, plat, puls, *sep*, staph, stram

eigensinnig:
abrot, alum, am-c, anac, ant-c, arg-n, ars, arum-t, aur, bell, calc, *cham*, chin, *cina*, hyosc, ign, kali-s, kreos, lyc, nux-v, sec, sil, sulf, syph, tarant, thuj, **tub**
● und die Umgebung ärgern: *psor*

empfindlich, sensibel:
acon, agar, ant-c, ant-s, ant-t, *bell*, bor, calc, calc-sil, carc, caust, chin, cham, coloc, croc, gels, ign, kali-c, kali-p, lyc, med, nat-m, nux-v, op, ph-ac, phos, plat, *puls*, sil, stann, *staph*, stram, *teucr*, tarant

entsetztes Erwachen und Kind klammert sofort:
bor, *stram*

Faulheit:
aloe, bapt, bar-c, calc, carb-v, chel, graph, lach, med, merc, nux-v, phos, puls, sep, sil, sulf, staph

Feigheit:
acon, agar, amm-c, anac, arg-n, ars, **bar-c**, bar-j, bar-m, bry, calc, calc-s, *calc-sil*, caust, cham, **gels**, graph, ign, jod, kali-p, **lyc**, merc, nat-m, **op**, ph-ac, *phos*, *puls*, *sil*, staph, *stram*, thuj, *verat*

Finger in den Mund stecken:
calc, *cham*, **ip**, kali-p, lyc, nat-m, *sil*, tarant

Furcht:
siehe Angst

Geistesschwäche nach Grippe:
abrot

Genitale, spielt mit seinen Händen am:
bufo, hyosc, merc, stram, thuja

getragen werden, Verlangen:
bell, bor, **bry**, calc, carb-v, **cham**, *chel*, *cina*, coff, coloc, ign, ip, *kali-c*, *kreos*, *lyc*, merc, phos, podo, **puls**, rhus-t, sanic, stann, staph, sulf, *verat*
- schnell getragen: acon, **ars**, bell, brom, **cham**, *cina*, rhus-t, verat
- langsam: ferr, **puls**
- über der harten Schulter: *cina*, coloc, podo, stann, stram
- heftig: anac, aur, bell, bry, calc, cham, cic, hep, *hyosc*, lyc, *nux-v*, phos, *stram*, sulf

grausam:
anac, ars, hep, hyosc, lach, med, nicc, nit-ac, plat, sel

Grausames kann nicht angesehen werden:
calc, *carc*, caust, cic, phos

grob:
ant-c, cham, *chin*, cina, dulc, hep, hyosc, *merc*, nat-m, nit-ac, nux-v, rheum, stram, sulf, *tub*, verat

Grobheiten unartiger, unerzogener Kinder:
ant-c, cham, chin, cina, dulc, rheum, staph, sulf, tub

Heimweh:
calc, *caps*, carb-an, *clem*, hell, *ign*, mag-m, merc, **phos-ac**, puls, staph

Hochmut:
aur, lach, lyc, nux-v, *plat*, sulf, verat

hypermotorische/hyperkinetische Kinder:
agar, anac, *ars*, ars-j, calc-f, calc-p, cic, *cina*, coff, fl-ac, **hyosc**, jod, kali-br, med, merc, nux-v, phos, rhus-t, **stram**, sulf, *tarant*, thuj, *tub*, *verat*, zinc

impulsiv:
carb-s, cham, cina, hep, merc, stram

Inkoordination:
agar, **alum**, arg-n, bell, *calc*, carb-s, caust, chlol, coca, cocc, **con**, *cupr*, *gels*, merc, *onos*, *ph-ac*, *phos*, *plb*, sec, *stram*, *sulf*, tub, *zinc*

klammern sich an die Hand der Mutter:
bism, ign, lyc, phos, puls, staph

kommen in das Bett der Eltern:
calc, caust, lyc, med, phos, puls, stram, sulf, tub

Konzentration schwierig:
aeth, am-c, **bar-c**, *carc*, graph, lach, **med**, ph-ac, *phos*, sil, zinc

Launenhaftigkeit (verlangt Dinge und wirft sie wieder weg):
ant-t, arn, bry, **cham**, cina, coloc, croc, *dulc*, *hep*, ign, *ip*, kali-c, kreos, *puls*, **rheum**, **staph**

Lernen erschwert:
agar, agn, *anac*, *ars*, **bar-c**, **calc**, *calc-p*, **carc**, caust, cham, con, kali-sil, **lyc**, mag-p, med, nat-m, olean, ph-ac, *phos*, *sil*

- versteht schwer: agn, *ail*, alum, *anac*, **bar-c**, *bapt*, **carc**, cocc, *gels*, *hell*, kali-p, lyc, nat-c, *nux-m*, olean, *op*, *ph-ac*, phos, plb, *zinc*

Lesen, unfähig zu:
alum, mag-c

Masturbation:
calad, carc, *caust*, chin, hyosc, *med*, nux-v, **orig**, sil, stann, **staph**, sulf, zinc
- geistig stumpf danach: *gels*, ph-ac, **staph**
- bei Mädchen: *med*, orig, plat, zinc

Mathematik:
- begabt für: cocc, lach, nux-v, sil
- unbegabt für: bell, calc, kali-c, lyc, syph
- Abscheu vor: calc, lyc, nat-m, sil, staph, sulf, syph

mißmutig, mürrisch:
ant-c, *ant-t*, ars, bor, calc, **cham**, *cina*, graph, hep, psor, *puls*, rheum, sil
- am Tage: *cina*
- beim Erwachen: lyc, mag-c, sulf
- frühmorgens: **staph**
- bei Fieber: *acon*, *aran*, *asar*, bor, cic,*ferr*, ip, lyc, mosch, petr, sulf
- vor Hustenanfall: ant-t, asaf, bell
- bei Keuchhusten: *bry*, cupr-ars

Mund:
- stecken Daumen in den Mund: siehe Daumenlutschen
- stecken Finger in den Mund: siehe Finger
- stecken alles in den Mund: calc, merc, sulf
- beißen Nägel: siehe Nagelkauen

Nähern von Personen kann nicht ertragen werden:
cina, *cupr*

Nagelkauen:
acon, *ambr*, ant-t, arn, *ars*, **arum-t**, **bar-c**, *brom*, bufo, calc, calc-f, calc-p, **carc**, caust, *cina*, cupr, hura, **hyosc**, ign, *lyc*, lyss, mag-c, **med**, **nat-m**, nit-ac, phos, plb, puls, sanic, *senec*, seneg, sil, staph, stram, sulf, upa, **verat**
- bis auf das Fleisch: bufo, med, sulf

Nein-Sager:
crot-c, hyosc, kali-br, *tub*

Rechnen:
siehe Mathematik

reizbar:
abrot, acon, ant-c, ant-t, ars, benz-ac, bor, bry, *calc-p*, *carc*, caust, **cham**, chin, **cina**, cupr, dulc, gels, graph, ign, ip, jod, kali-br, kali-p, kreos, lac-c, lyc, **mag-c**, merc, *nux-v*, phos, plat, psor, *puls*, rheum, sanic, sep, *sil*, *staph*, sulf, *tub*, zinc
– vor Krankheit: caps
– bei Krankheit: cham, *lyc*, nux-v
– und schlaflos, tags und nachts: psor
– und schreien bei Berührung: **ant-t**
– *tagsüber* – nachts ruhig: lyc
– *nachts* – und tags ruhig: jal
– während Zahnung: *calc*, calc-p, **cham**, cina, kreos, rheum

religiöse Gemütsbewegung bei Kindern:
ars, calc, carc, lach, puls, stram, sulf

ruhelos:
absin, acon, ambr, ant-t, ars, bor, calc-br, *cham*, cina, cupr, hyosc, ign, ip, *jal*, kali-c, mag-c, **merc**, rheum, **rhus-t**, sulf, *tub*, *verat*, zinc
– mit Hautausschlag: **psor**
– durch Herumtragen gebessert: ant-t, ars, *cham*, cina, kali-c
– nachts: acon, *ars*, bell, bism, bor, *caust*, cham, cupr, *jal*, kali-br, kali-c, kali-p, merc, phos, psor, rhus-t, zinc, zinc-val
– bei Sauglingen: kali-p
– beim Zahnen: rheum

schamlos:
hyosc, med, plat, tub

Schlaflage:
(siehe zusätzlich Kent, Bd. I, S. 378)
– Bauch: ars, *bell*, bry, calc, *calc-p*, *carc*, caust, cina, cocc, *coloc*, crot-t, cupr, ign, *lac-c*, lach, *lyc*, **med**, *nat-m*, *phos*, phyt, *plb*, podo, **puls**, *sep*, stann, *stram*, *sulf*, tub
– Knie-Brustlage: *calc-p*, *carc*, con, euphr, *lyc*, **med**, *phos*, *sep*, *tub*
– Knie-Ellenbogen: calc-p, carc, cina, kali-c, lyc, med, phos, sep, tub
– Knie-Gesichtslage: *calc-p*, *carc*, cina, con, eup-per, euphr, *lyc*, **med**, *phos*, *sep*, *tub*, zinc
– links bevorzugt: acon, bar-c, bor, bry, bufo, calc, carc, ceuch, chin, gels, iris, *kali-ars*, *mag-m*, nat-c, *nat-m*, puls, sep, *sulf*
– rechts bevorzugt: ail, *ars*, cham, chel, chin, ign, kali-c, *kali-s*, **lach**, **lyc**, merc, *nat-s*, *phel*, **phos**
– im Sitzen: *ars*, *cina*, *kali-c*, *lyc*, *rhus-t*, *stram*, *sulf*

- Rücken: **bry**, **merc-c**, **puls**, **rhus-t**, **sulf**/*apis*, *calc*, *cic*, *ferr*, *hell*, *ign*, *lac-c*, *lyc*, *nux-v*, *phos*, plat, *stram*

schlaflos:
absin, *acon*, *ars*, arund, *bell*, calc, **carc**, **cham**, *cina*, **coff**, *cyprip*, hyosc, *kali-br*, *mag-m*, phos, *puls*, *stict*, sulf, tub

Schlagen:
cham, chel, **cina**, lyc, *tub*
- umstehende Personen: anac, **bell**, bor, bry, cham, chen-a, cina, *hyosc*, ign, lyc, nux-v, stram

Schreien:
anac, *apis*, bell, benz-ac, **bor**, calc, calc-p, *cham*, *cina*, coff, cupr, dulc, *hell*, *ign*, ip, kali-br, *kreos*, **lac-c**, lyc, mag-c, *rheum*, *senn*, stram
- im Schlaf: *apis*, arn, bell, bor, calc-p, hyosc, ign, *lyc*, *psor*, **puls**, stram, **sulf**, *tub*, verat
- bei Berührung: ant-t
- nachts: *cham*, chlol, jal, *kali-p*, *lac-c*, nux-v, psor, rheum
- beim Stuhlgang: bor, *kreos*, nit-ac, *rheum*
- beim Urinieren: **bor**, **canth**, lach, **lyc**, *nux-v*, **sars**, staph
- beim Zahnen: *apis*, *cham*, *kreos*, *rheum*, *ter*

schüchtern:
- in Gesellschaft: *ambr*, carb-v, carc, coca, cortico, ph-ac, puls, staph
- und ängstlich: bar-c, calc, gels, graph, ign, lyc, nat-c, nat-s, thuja, valer
- beim Auftreten in der Öffentlichkeit: aeth, **ambr**, *carb-v*, **gels**, **plb**, **sil**
- öffentlich zu sprechen: *cupr*, lach, lyc, sil
- und ungeschickt: ambr, calc, carb-v, gels, nat-c, nat-m, nux-v, puls, sil, sulf
- nach Schreck: acon
- und Verlangen, sich zu verstecken: ars, *bar-c*, *bell*, camph, chlol, *chlor*, cupr, eug, *hell*, hyosc, *ign*, lach, *puls*, staph, *stram*, tarant

schweigsam:
aur, calc, ign, lyc, nat-m, op, phos, sep, staph

schwerfällig:
siehe Trägheit

schwermütig, traurig:
abrot, *ars*, *calc*, carc, caust, *lach*, lyc, rhus-t, sulf

sensible Kinder:
siehe empfindlich

spielen:
- unfähig zu und Abneigung zu: *bar-c*, bar-m, *cina*, *hep*, *lyc*, merc, **rheum**, sulf
- böse Streiche: lach, zinc

stöhnen (ächzen, wimmern):
bor, cham, *cina*, phyt, podo, sacc
- beim Zahnen: **cham**, phyt, *podo*

Trägheit (schwerfällig):
arg-n, **bar-c**, bar-m, *calc*, **calc-p**, *carb-s*, jod, **lyc**, *med*, merc, *sil*, **sulf**, zinc
- träge im Denken und Verstehen: abrot, agar, **arg-n**, **bar-c**, bar-m, *calc*, **calc-p**, carb-s, hell, *jod*, lach, *lyc*, med, merc, *sil*, **sulf**, *syph*, *tub*, zinc

überempfindliche Kinder:
acon, ant-c, ant-s, ant-t, bell, bor, calc, *calc-p*, calc-sil, *carc*, caust, **cham**, chin, *cina*, coloc, croc, gels, **ign**, kali-c, *kali-p*, lyc, med, **nat-m**, *nux-v*, op, ph-ac, **phos**, plat, *puls*, stann, *staph*, stram, tarant, *teucr*, *tub*

ungeduldig beim Spielen:
anac

ungehorsam:
acon, agn, *am-c*, am-m, arn, canth, caps, caust, *chin*, *dig*, guaj, *lyc*, nit-ac, nux-v, phos, spig, sulf, **tarant**, viol-t

Unruhe:
siehe Ruhelosigkeit

Urinieren und defäkieren überall hin:
hyosc, *sep*, sil, sulf

verzogen:
am-c, bar-c, lyc, mosch, op, sulf

Weinen:
(siehe Kent, Bd. I, S. 143)
- Säuglinge: bell, bor, calc, carc, *cham*, coff, ip, jal, lac-c, *lyc*, psor
- Kinder: ars, *bell*, bor, caust, **cham**, chin, cina, *coff*, *graph*, *hyosc*, *ign*,

jal, *kali-c*, *lyc*, nit-ac, *puls*, *rheum*, *seneg*, sil

- nachts: *bor*, *carc*, *lac-c*, *psor*, puls
- wegen Ermahnungen: bell, *calc*, chin, ign, *kali-c*, *lyc*, nat-m, nit-ac, plat, staph
- vor Husten: ant-t, *arn*, **bell**, bor, **bry**, **hep**, phos
- bei Keuchhusten: *ant-t*, *arn*, bry, *caps*, *caust*, samb
  - ● nach dem Anfall: arn, meph
  - ● vor dem Anfall: arn, bell
- wegen geringsten Kleinigkeiten bzw. Unannehmlichkeiten: **caust**, lyc, nit-ac, tub
- leicht, große Neigung zum Weinen: alum, arg-m, aster, *bell*, *calc*, **caust**, chin, coff, *kali-br*, lyc, *nat-m*, *op*, **puls**, rhus-t, staph
- sucht Trost: calc-p, *carc*, ign, *phos*, **puls**, sil, staph
- < Trost (siehe Kent, Bd. I, S. 146): *calc-p*, **nat-m**, *plat*, **sep**, **sil** u.a.

widerspenstig:

alum, anac, ant-c, arg-n, hep, kali-c, merc, nit-ac, nux-v, puls, sulf, tarant, thuj

Zaghaftigkeit:

calc, carb-v, lyc, nat-m, petr, *puls*, *sil*

zappelig:

calc-p, ferr-p

zerreißt Sachen:

agar, **bell**, *camph*, canth, *cimx*, cupr, ginc-b, hyosc, ign, jod, *kali-p*, merc, *nux-v*, *oena*, op, phos, **stram**, sulf, tarant, *verat*

Zorn:

acon, **cham**, hep, phos

- Jähzorn: hep, iod

IV. Alle erwähnten Arzneien sowie ihre Heft- und Seitenangaben in den bisher erschienenen Heften 1-6

	(aran)	Aranea diadema,	Kreuzspinne
	(arg-m)	Argentum metallicum,	Silber
5/48	(arg-n)	Argentum nitricum,	Ätzsilber, „Höllenstein“ (Ag NO_3)
1/21	(arn)	Arnica montana,	Bergwohlverleih
2/	(ars)	Arsenicum album,	(AS_2O_3), weißes Arsenoxyd
	(arsj)	Arsenicum jodatum,	(ASJ_3), Arseniodat
	(art-v)	Artemisia vulgaris,	Beifuß
	(arund)	Arundo donax,	Schilfrohr
	(arum-t)	Arum triphyllum,	Aronstab
	(asaf)	Asa foetida,	Stinkasant
3/38	(asar)	Asarum europaeum,	Haselwurz
	(asc-t)	Asclepias tuberosa,	Knollige Seidenpflanze
	(aspar)	Asparagus officinalis,	Spargel
	(aster)	Asterias rubens,	roter Seestern
	(atro)	Atropinum	Atropin
3/27	(aur)	Aurum metallicum,	Gold
	(aur-m)	Aurum muriaticum,	Goldchlorat
	(aur-m-n)	Aurum muriaticum natronatum,	Natrium-Chlorat
	(aur-s)	Aurum sulfuratum,	Goldsulfat
	(bac)	Bacillinum,	tuberkulöse Lunge
	(bad)	Badiaga,	Süßwasserschwamm
	(bapt)	Baptisia tinctoria,	wilder Indigo
5/16	(bar-c)	Barium carbonicum,	(Ba CO_3) Bariumcarbonat
	(bar-j)	Barium jodatum,	(Ba J_2) Bariumjodat
	(bar-m)	Barium muriaticum,	(Ba Cl_2) Bariumchlorat
1/24	(bell)	(Atropa) Belladonna,	Tollkirsche
2/	(bell-p)	Bellis perennis,	Gänseblümchen
	(benz-ac)	Benzoicum acidum,	Benzoesäure (C_6H_5COOH)
	(berb)	Berberis vulgaris,	Berberitze
	(bism)	Bismuthum nitricum,	Wismutnitrat (Bi $[NO_3]_3$)
5/72	(bor)	Borax,	Natrium boracicum ($Na_2B_4O_7$)
	(bor-ac)	Boracicum acidum,	Borsäure
	(bothr)	Bothrops lanceolatus,	Grubenotter
	(bov)	Bovista lycoperdon,	Riesenbovist
	(brom)	Bromum,	Brom
1/34	(bry)	Bryonia alba,	weiße Zaunrübe
	(bufo)	Bufo rana,	Krötengift
	(caj)	Cajeputum,	Öl vom Melaleuka, Cajeputbaum

	(cact)	Cactus grandiflorus,	„Königin der Nacht“
	(cadm)	Cadmium metallicum,	Kadmium, Cd
	(calad)	Caladium seguinum,	Schweigohr
	(calc-ars)	Calcium arsenicosum,	Kalziumarsenit ($Ca_3[AsO_4]_2$)
2/22	(calc)	Calcium carbonicum, Hahnemannii	Austern-Schalenkalk $Ca\ Co_3$
	(calc-br)	Calcium bromatum,	Kalziumbromat, $Ca\ br_2$
5/27	(calc-f)	Calcium fluoricum,	Flußspat, $Ca\ F_2$
	(calc-j)	Calcium jodatum,	Kalziumjodid, $Ca\ J_2$
5/13	(calc-p)	Calcium phosphoricum,	Apatit, $Ca\ H\ PO_4$
	(calc-s)	Calcium sulfuricum,	$Ca\ SO_4$, Gips
	(calc-sil)	Calcium silicata,	Kalziumsilikat
	(calend)	Calendula officinalis,	Ringelblume
4/37	(camph)	Camphora,	Kampfer
	(cann-i)	Cannabis indica,	Hanfblätter
	(cann-s)	Cannabis sativa,	Hanf
	(canth)	Cantharis,	Spanische Fliege
	(caps)	Capsicum,	Spanischer Pfeffer
	(carb-ac)	Carbolicum acidum,	Karbolsäure
	(carb-an)	Carbo animalis,	Tierkohle
	(carb-s)	Carboneum sulfuratum,	Schwefelkohlenstoff
4/67	(carb-v)	Carbo vegetabilis,	Holzkohle
	(card-m)	Carduus marianus,	Mariendistel
4/29	(carc)	Carcinosinum,	Krebsnosode Brust
	(cast-eq)	Castor equi,	Pferdehufe (Zehe)
	(cast)	Castoreum,	Bibergeil
10/30	(caul)	Caulophyllum thalictroides,	blauer Cohosch
5/64	(caust)	Causticum,	Hahnemanns Ätzkalk
	(cedr)	Cedron simaruba,	Klapperschlangenbohnen
	(cench)	Cenchris concortrix	
1/26	(cham)	Chamomilla matricaria,	Kamille
	(chel)	Chelidoneum majus,	Schöllkraut
	(chim)	Chimaphila umbellata,	Wintergrün
	(chin-ars)	Chininum arsenicosum,	Chininarsenit
2/	(chin)	China officinalis,	Chinarinde
	(chin-s)	Chininum sulfuricum,	Chininsulfat
	(chion)	Chionanthus,	Schneeflockenstrauch
	(chlol)	Chloralum, Trichloraldehyd,	CCl_3-CHO
	(chlor)	Chlorum,	Cl_2
	(chol)	Cholesterinum,	Cholesterin $C_{27}\ H_{46}\ OH$
	(chen-a)	Chenopodium anthelminticum,	Wurmkraut

	(cic)	Cicuta virosa,	Wasserschierling
1/39	(cimic)	Cimicifuga racemosa,	Wanzenkraut
	(cimx)	Cimex acanthia,	Hauswanze
	(cina)	Artemisia cina,	Zitwersamen
	(cinnb)	Cinnabaris,	Zinnober Hg S = (Mercurius sulfuratus ruber)
	(cinnm)	Cinnamomum,	Ceylon-Zimt
	(cist)	Cistus canadensis,	Ciströschen
	(clem)	Clematis recta,	aufrechte Waldrebe
	(coca)	Erythroxylon coca,	Kokastrauchblätter
	(cocc)	Cocculus (anamirfa),	Kockelskörner
	(coc-c)	Coccus cacti,	Cochemillelaus
	(cod)	Codeinum,	Kodein
4/55	(coff)	Coffea cruda,	Kaffee
3/40	(colch)	Colchicum autumnale,	Herbstzeitlose
	(coll)	Collinnsonia canadensis,	Grießwurzel
4/59	(coloc)	Colocynthis (citrullus),	Koloquinte
6/	(con)	Conium maculatum,	Schierling
	(corr-r)	Corallium rubrum,	rote Koralle
	(cortico)	Corticotropinum,	
3/64	(croc)	Crocus sativus,	Safran
	(crot-c)	Crotalus cascavella,	hundeköpfige Klapperschlange
	(crot-h)	Crotalus horridus,	Klapperschlange
	(crot-t)	Croton tiglium,	Purgierbaum
	(cub)	Cubeba (Piper),	Cubebenpfeffer
	(cund)	Cundurango (Gonolobus),	Cundurangobaum
1/32	(cupr)	Cuprum metallicum,	Kupfer
	(cupr-ac)	Cuprum aceticum,	Kupferacetat
	(cupr-ars)	Cuprum arsenicosum,	Kupferarsenit $Cu_3 (As O_3)_2$
	(cur)	Curare,	Pfeilgift
6/	(cycl)	Cyclamen,	Alpenveilchen
	(cyprip)	Cypripedium,	Frauenschuh
	(des-ac)	Desoxyribonucleinicum acidum	DNS
	(dict)		
	(dig)	Digitalis,	Fingerhut
4/61	(dios)	Dioscorea villosa,	Yamswurzel
	(dol)	Dolichos pruriens,	Juckbohne
	(dros)	Drosera rotundifolia,	Sonnentau
	(dor)	Doryphorea,	Kolorado-Käfer
4/46	(dulc)	Dulcamara (Solanum),	Bittersüß
	(echin)	Echinacea angustifolia,	Igelkopf

	(elaps)	Elaps corallinus,	Korallenotter
	(equis)	Equisetum,	Schachtelhalm
3/47	(erig)	Erigeron canadense,	Kanad. Berufskraut
	(eup-per)	Eupatorium perfoliatum,	Wasserhanf
	(eup-pur)	Eupatorium purpurea,	roter Wasserhanf
	(eupho)	Euphorbium resinifera,	Wolfsmilch
	(euphr)	Euphrasia,	Augentrost
	(eupi)	Eupion,	Holzteerdestillat
2/	(ferr)	Ferrum metallicum,	Eisen, (Fe)
2/	(ferr-ars)	Ferrum arsenicosum,	Eisenarsenat
	(ferr-j)	Ferrum jodatum,	Eisenjodid
	(ferr-p)	Ferrum phosphoricum,	$Fe_3(PO_4)_2$
	(foll)	Folliculinum,	
5/24	(fl-ac)	Fluoricum acidum,	Flußsäure, CH_2FCOOH
	(form)	Formica rufa,	Ameise
	(form-ac)	Formicicum acidum,	Ameisensäure
1/28	(gels)	Gelsemium sempervirens,	gelber Jasmin
	(gink-b)	ginkgo biloba,	Ginkgobaum
	(glon)	Glonoinum,	Nitroglycerin, $C_3H_{25}\ (NO_3)_3$
	(goss)	Gossypium herbaceum,	Baumwollstaude
5/58	(graph)	Graphites,	Reißblei
	(grat)	Gratiola officinalis,	Gottesgnadenkraut
	(guaj)	Guajacum officinale,	Guajakbaumharz
3/58	(ham)	Hamamelis virginica,	virginische Zaubernuß
	(hecla)	Hekla lava,	Heklavulkanlava
	(hell)	Helleborus niger,	Christwurzel
2/	(helon)	Helonias dioica,	falsche Einhornwurzel
2/	(hep)	Hepar sulfuris,	Kalkschwefelleber
	(hipp)	Hippomanes,	Allantoishaut des Pferde-embryo
	(hura)	Hura braziliensis,	bras. Sandbüchsenbaum
	(hydr)	Hydrastis canadensis,	Kanad. Gelbwurz
	(hydr-ac)	Hydrocyanum acidum,	Cyanwasserstoff HCN
3/31	(hyosc)	Hyoscyamus niger,	Bilsenkraut
4/42	(hyper)	Hypericum perforatum,	Johanniskraut
3/17	(ign)	Ignatia amara,	Ignatiusbohne
	(indg)	Indigo,	Farbstoff
3/51	(ip)	Ipecacuanha radix,	Brechwurzel
	(irid)	Iridium metallicum,	Iridium (Ir)
	(Jab)	Jaborandi (Pilocarpus),	Brasilianischer Strauch
	(Iris)	Iris versicolor,	Schwertlilie
	(jal)	Jalapa,	Jalapenknolle
	(jatr)	Jatropha curcas,	Purgiernußbaum

	(jod)	Jodum	Jod
	(jug-r)	Juglans regia,	Walnuß
	(kali-ars)	Kalium arsenicosum,	Kaliumarsenat, $KH_2 AS O_4$
6/	(kali-bi)	Kalium bichromicum,	Kaliumchromat, $K_2 Cr_2 O_7$
6/	(kali-br)	Kalium bromatum,	Kaliumbromid, K br
1/47	(kali-c)	Kalium carbonicum,	$K_2 CO_3$, Kaliumcarbonat
	(kali-chl)	Kalium chloricum,	Kalium-Chlorat $KCL O_3$
	(kali-ferr)	Kaliumferro-cyanatum,	rotes Blutlaugensalz $K_4 Fe(CN)_6$
	(kali-j)	Kalium jodatum,	Kaliumjodid, KJ
	(kali-m)	Kalium muriaticum,	Kaliumchlorid, KCL
	(kali-n)	Kalium nitricum,	Kalisalpeter, KNO_3
6/	(kali-p)	Kalium phosphoricum,	Kaliumphosphat, $KH_2 PO_4$
6/	(kali-s)	Kalium sulfuricum,	Kaliumsulfat, $K_2 SO_4$
	(kalm)	Kalmia latifolia,	Berglorbeer
5/29	(kreos)	Kreosotum,	Buchenholzteerdestillat
2/	(lac-c)	Lac caninum,	Hundemilch
	(lac-d)	Lac defloratum,	entrahmte Milch
2/	(lach)	Lachesis muta,	Buschmeisterschlange
	(lact-ac)	Lacticum acidum,	Milchsäure
	(lap-a)	Lapis albus,	Gasteiner Kalksilikat $Ca Si F_6$
	(latr-m)	Latrodectus mactans,	schwarze Witwe
4/38	(laur)	Laurocerasus (Prunus),	Kirschlorbeer
	(lec)	Lecithinum,	Lezithin
	(led)	Ledum palustre,	Sumpfporst
6/	(lil-t)	Lilium tigrinum,	Tigerlilie
	(lob)	Lobelia inflata,	Glockenblume
2/	(lyc)	Lycopodium clavatum,	Keulenbärlapp
	(lycps)	Lycopus virginicus,	virginischer Wolfstrapp
	(lyss)	Lyssinum,	Tollwutnosode
4/62	(mag-c)	Magnesium carbonicum,	Magnesiumkarbonat, $Mg CO_3$
	(mag-f)	Magnesium fluoratum,	Mgf_2
	(mag-j)	Magnesium jodatum,	Mgj_2
4/65	(mag-m)	Magnesium muriaticum,	$Mg Cl_2$
4/66	(mag-p)	Magnesium phosphoricum,	$Mg HPO_4$
	(mag-s)	Magnesium sulfuricum,	$Mg SO_4$, Bittersalz
	(manc)	Mancinella (Hippomane),	Manganeelapfel
	(mand)	Mandragora,	Alraunewurzel
	(mang)	Manganum aceticum,	$Mn (CH_3 COO)_2$
	(mang-m)	Manganum muriationum,	Manganazetat
4/22	(med)	Medorrhinum,	Gonokokkeneiternosode

	(meph)	Mephites putorius,	Skunk Drüsensekret
2/	(merc)	Mercurius solubilis H.,	Hahnemanns Quecksilber, Hg
	(merc-c)	Mercurius corrosivus,	Hydragyrum bichloratum, $Hg\,Cl_2$, Sublimat
	(merc-cy)	Mercurius cyanatus,	Cyanquecksilber, $Hg\,(CN)_2$
	(merc-d)	Mercurius dulcis,	Kalomel, $Hg_2\,Cl_2$
	(merc-j-f)	Mercurius jodatus flavus,	gelbes Quecksilberjodid $Hg_2\,Cl_2$
	(merc-j-r)	Mercurius jodatus ruber,	$Hg\,J_2$
	(mez)	Mezereum (Daphne),	Seidelbast
3/48	(mill)	(Achillea) Millefolium,	Schafgarbe
	(mit)	Mitchella repens,	Rubiacea/Rebhuhnbeere
	(morb)	Morbillinum,	Masern-Nosode
6/	(mosch)	Moschus moschuferus,	Bisamdrüsensekret
6/	(murx)	Murex purpurea,	Purpurschnecke
	(mur-ac)	Muriaticum acidum,	Salzsäure, HCL
2/	(myr-s)	Myristica sebifera,	brasilian. Baum
	(naja)	Naja tripudians,	Kobra
	(nat-ars)	Natrium arsenicosum,	$Na_2\,HAs\,O_4$
5/75	(nat-c)	Natrium carbonicum,	Soda, $Na_2\,CO_3$
3/20	(nat-m)	Natrium muriaticum,	Meersalz, Na Cl
	(nat-p)	Natrium phosphoricum,	Natriumphosphat, $Na_2\,HPO_4$
4/52	(nat-s)	Natrium sulfuricum,	Glaubersalz, $Na_2\,SO_4$
	(nep)	Nepenthes destillatoria,	malaysische Aristolochia
	(nicc)	Niccolum,	Nickel, Ni
5/67	(nit-ac)	Nitricum acidum,	Salpetersäure, HNO_3
3/66	(nux-m)	Nux moschata,	Muskatnuß
1/44	(nux-v)	(Strychnos) Nux vomica,	Brechnußbaumsamen
	(oci)	Ocimum canum,	Basilicum album
	(oena)	Oenanthe crocata,	Rebendolde
	(olean)	Oleander (Nerium),	Oleander
	(ol-j)	Oleum jecoris Aselli,	Dorschlebertran
	(onos)	Onosmodium virginicum,	falscher Steinsamen
4/39	(op)	Opium (papaver somniferum),	Schlafmohn, Samenkapselsaft
	(orig)	Origanum,	süßer Majoran
	(ox-ac)	Oxalicum acidum,	Sauerampfersäure
	(paeon)	Paeonia,	Pfingstrose
	(pall)	Palladium metallicum,	Palladium, Pd
	(par)	Paris quadrifolia,	Einbeere
	(pert)	Pertussinum,	Keuchhustennosode

	(petr)	Petroleum,	Steinöl, Petroleum
	(petros)	Petroselinum,	Petersilie
	(phei)	Phellandrium aquaricum,	Wasserfenchel
2/	(phos-ac)	Phosphoricum acidum,	Phosphorsäure
3/55	(phos)	Phosphor,	gelber Phosphor
1/36	(phyt)	Phytolacca decandra,	Kermesbeere
	(pic-ac)	Picrinicum acidum,	Pikrinsäure
	(pin-s)	Pinus silvestris,	Kiefer
	(plan)	Plantago major,	Breitwegerich
3/24	(plat)	Platinum metallicum,	Platin, Pt
5/19	(plb)	Plumbum metallicum,	Blei, Pb
	(podo)	Podophyllum peltatum,	Entenfuß
4/20	(psor)	Psorinum,	Krätzenosode
	(ptel)	Ptelea trifoliata,	nordamerikanische Ulme
1/19	(puls)	Pulsatilla pratensis,	Kühchenschelle
2/	(pyrog)	Pyrogenium,	verfaultes Ochsenfleisch
	(ran-b)	Ranunculus bulbosus,	Knollenhahnenfuß
	(ran-s)	Ranunculus skeleratus,	Gifthahnenfuß
	(raph)	Raphanus sativus,	Schwarzer Rettich
	(rat)	Ratanhia (radix),	Wurzel von Krameria triandra
	(rheum)	Rheum palmatum,	Rhabarber
	(rhod)	Rhododendron ferrugineum,	Alpenrose
	(rhus-r)	Rhus radicans	
4/43	(rhus-t)	Rhus toxicodendron,	Giftsumach
	(rhus-v)	Rhus venenata,	Giftholunder
	(ricin)	Ricinus communis,	Ricinus-Öl
	(rob)	Robinia pseudacacia,	Robinie
	(rumx)	Rumex crispus,	Krauser Ampfer
	(ruta)	Ruta graveolens,	Weinraute
3/53	(sab)	Sabina (Juniperus),	Sadebaum
	(sabad)	Sabadilla,	Läusesamen
	(sabal)	Sabal serrulata,	Sägepalme
	(sacc)	Saccharum officinalis,	Rohrzucker
	(sal-ac)	Salicylicum acidum,	Salicylsäure
4/48	(samb)	Sambucus niger,	schwarzer Holunder
	(sang)	Sanguinaria canadensis,	Kanadische Blutwurzel
	(sanic)	Sanicula aqua,	Saniculawasser
	(sars)	Sarsaparilla,	Sarsaparillawurzel aus Südamerika
1/49	(sec)	Secale cornutum,	Mutterkorn
	(sel)	Selenium,	Selen, Se
	(senec)	Senecio aurens,	Kreuzkraut

	(senn)	Senna,	Sennesblätter
1/41	(sep)	Sepia officinalis,	Tintenfischtinte
2/	(sil)	Silicea,	Siliciumdioxid, SiO2, Kieselerde
	(seneg)	Senega (Polygala),	Senegawurzel
	(spig)	Spigelia anthelmia,	Wurmkraut
	(spong)	Spongia marinatosta,	Gerösteter Meerschwamm
	(scil) oder (squil)	Squilla maritima,	Meerzwiebel
	(stann)	Stannum,	Zinn, Sn
5/31	(staph)	(Delphinium) Staphisagria,	Stephanskraut
4/49	(stict)	Sticta pulmonaria,	Lungenmoos
3/33	(stram)	Stramonium (Datura),	Stechapfel
2/19	(sulf)	Sulfur,	Schwefel, S
	(sulf-ac)	Sulfuricum acidum,	Schwefelsäure, $H_2 SO_4$
	(sumb)	Sumbulus moschatus,	Moschuswurzel
3/41	(sym-r)	Symphoricarpus racemosus,	Schneebeere
	(symph)	Symphytum officinale,	Beinwell
4/26	(syph)	Syphilinum,	Syphilisnosode
3/42	(tab)	(nicotiana) tabacum,	Tabak
	(tarant-c)	Tarantula cubensis,	Kubanische Spinne
	(tarant)	Tarantula hispanica,	Spanische Tarantel
	(tarax)	Taraxacum officinale,	Löwenzahn
	(tell)	Tellurium,	Tellur, Tl
	(ter)	Terebinthina,	Terpentin
	(teucr)	Teucrium marum,	Katzengamander
	(thal)	Thallium,	Thallium, Th
	(thlasp)	Thlaspi bursa pastoris,	Hirtentäschelkraut
	(thea)	Camellia Theifera,	Teestrauch
	(ther)	Theridion curassivicum,	Kugelspinne
5/42	(thuj)	Thuja occidentalis,	Lebensbaum
	(thyr)	Thyreoidinum,	Schafschilddrüse
3/49	(tril)	Trillium pendulum,	nordamerikanische Lilie
	(tub)	Tuberculinum,	Tbc-Nosode
	(upa)	Upas tiente,	Maulbeergewächs
	(urt-u)	Urtica urens,	Brennessel
3/50	(ust)	Ustilago maydis,	Maisbrand
6/	(valer)	Valeriana officinalis,	Baldrian
	(variol)	Variolinum,	Pockennosode
3/35	(verat)	Veratrum album,	weiße Nieswurz
	(verat-v)	Veratrum viride,	grüne Nieswurz
	(verb)	Verbascum thapsiforme,	Königskerze
	(vesp.-c)	Vespa carbro,	Hornisse

3/62	(vib)	Viburnum opulus,	Schneeball
	(viol-o)	Viola odorata,	Märzveilchen
	(viol-t)	Viola tricolor,	Stiefmütterchen
	(vip)	Vipera berus,	Kreuzotter
	(visc)	Viscum album,	Leimmistel
	(xan)	Xanthoxylum fraxineum amencanum,	nordamerikanische Esche
5/54	(zinc)	Zincum metallicum,	Zink, Zn
	(zinc-v)	Zincum valerianum,	Zinkvalerianat
	(zing)	Zingiber officinale,	Ingwer

Notizen

Notizen